JN205560

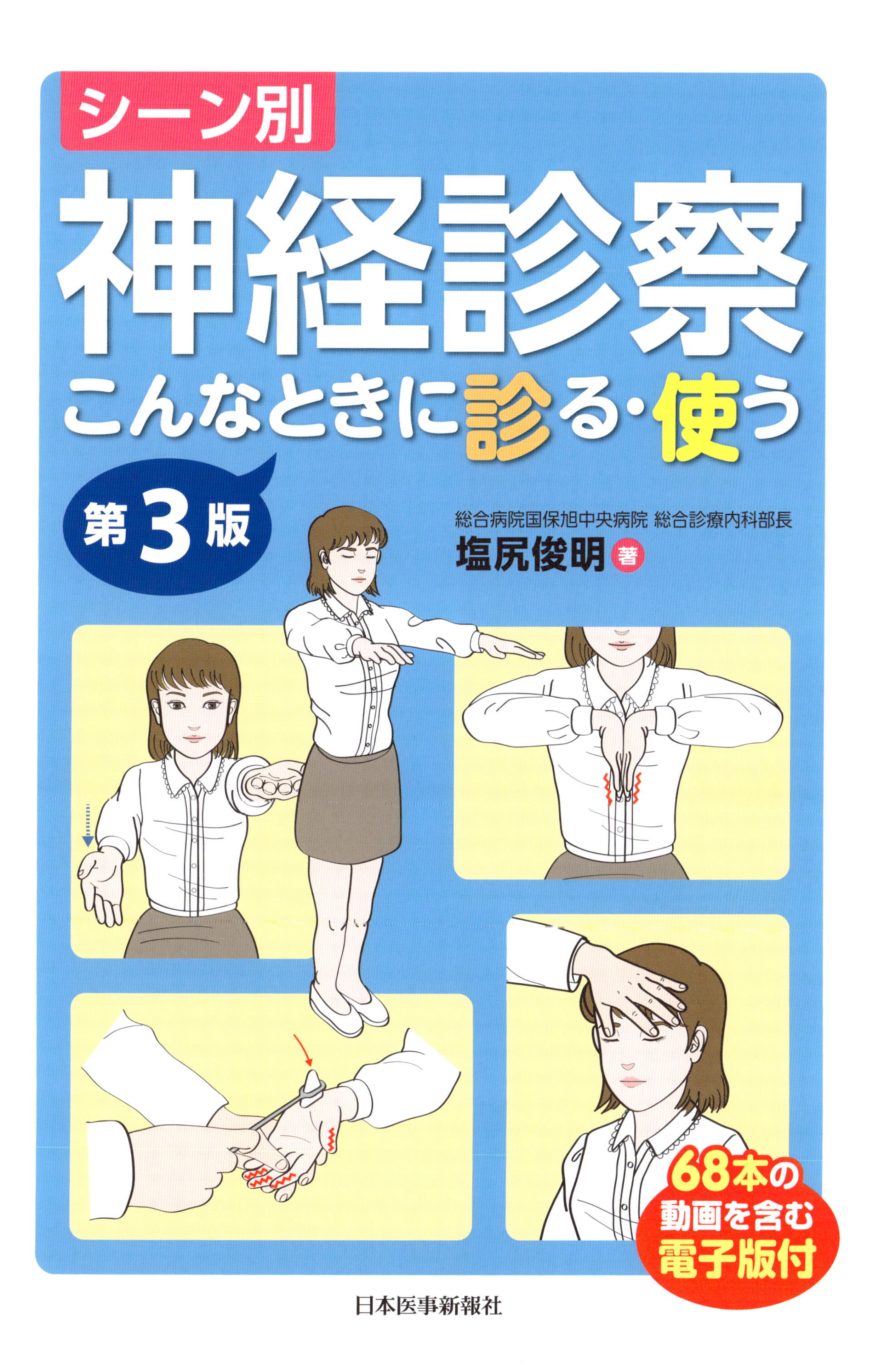
シーン別
神経診察
こんなときに診る・使う
第3版
総合病院国保旭中央病院 総合診療内科部長
塩尻俊明 著
68本の
動画を含む
電子版付
日本医事新報社

序文

30年前，私の研修医時代における神経診察の習得は，教授や部長が所見をとる姿を見て学ぶしかなかったように思います。教授がベッドサイドで患者さんの診察をする様子を食い入るように見ていたように思います。一度見ただけでは要領は得ず，後から書籍を読むわけですが，当時はイラストより文章での解説が多く，今ひとつイメージがわかず苦労した記憶があります。

本書も，第一線で活躍されるプライマリケア医の皆さんのお役に立てるようにと出版されてから5年が経ちました。第1版から，診察に少しでも参考にして頂けるよう，文章に加えてイラストを多く取り入れてきたつもりですが，神経診察は「動き」が多く含まれる身体診察です。今回の第3版では，この「動き」を直接皆さんに伝えるべく，付属の電子版でイラストや文章など本書の全内容に加えて動画を収載しており，診察手技のポイントをよりわかりやすく解説しています(電子版の詳細は巻末参照)。

今回の改訂で，最前線で活躍されているプライマリケア医や若手医師の皆さんに，より一層お役立て頂けることを期待して，本書の序文と致します。

2019年11月　　塩尻俊明

第２版序文

第1版では，忙しい診療の中で神経疾患の鑑別診断を進める上で役に立つと思われるツールレスな神経診察の仕方と，患者さんを見たときのFirst Impressionをキーワード化する方法を書かせて頂きました。神経診察を，日常診療で使える“技”にすることを目的としました。今回の第2版では，第2章「First Impressionのキーワードから神経疾患を見破る」においては，「めまいがする」「手足が痺れる」の2項目を主に改訂させて頂き，新たに第4章として「脳梗塞簡単整理」を設けました。

「めまいがする」では，最近注目されている，神経診察で中枢性めまいと末梢性めまいを鑑別する感度の良い診察方法をつけ加えました。頭部MRIが必須である脳血管障害診療において，MRIより感度の優れた方法を紹介しています。めまいは頻度の高い主訴でありますが，診療所ではMRIを撮影することは不可能ですし，病院の外来においてもめまい患者さん全例にMRIを施行することは現実的ではありません。今回紹介した診察方法は，MRIに対して統計学的優位性を示しており，比較的簡単にできる診察で，まさに神経診察が“技”として活用できる方法かと思っています。

感覚障害の診断で最も重要な点は，障害される領域の理解だと考えております。「手足が痺れる」では，頻度の高い末梢神経障害の診断のポイントと，稀ではありますが知っておくと役に立つ，いくつかの疾患の感覚障害を図解しました。図を多くしたことで視覚的に理解しやすくなるよう工夫しています。

第4章「脳梗塞簡単整理」では，第1章「神経診察のABC」と簡単な脳解剖をもとに脳梗塞を病型診断し，クイズ形式で追体験して頂く構成です。Common Diseaseである脳梗塞の診断の一助にして頂ければと思っています。

今回の改訂で，最前線で活躍されているプライマリケア医や若手医師の皆さんに少しでもお役に立てることを期待して，本書の序文と致します。

2016年8月

塩尻俊明

初版序文

「知ってはいるが，あまりやらないし，得意ではない」。そんな神経診察を学び直し，日常診療で使える“技”にすることを目的に本書を企図しました。中級者の先生の“技”をbrush upする目的でもお使い頂けると思います。

忙しい診療の中，神経疾患の鑑別診断を進める上で重要な点が2つあります。1つ目は，効率の良い神経診察の方法をマスターすることです。第1章では，5つのシチュエーションに分けて神経所見の取り方を解説しました。“神経診察では道具を使わなければならない”という壁を取り払えるよう，「1.坐位と立位で診察をすませる場合」ではツールレスに素早く神経所見のスクリーニングができることをめざしました。必要に応じて，「2.頭痛を訴える場合」「3.仰臥位をとれる場合，とる時間がある場合」「4.高次機能検査が必要な場合」「5.深部腱反射をとりたいとき」を加えていく形で，効率の良い神経診察が可能になるかと思います。

2つ目は，患者さんを見たときのFirst Impressionがどういった神経徴候を示唆するのかをキーワード化することです。たとえば，First Impressionが「1歩目が出ない」であればキーワードは「すくみ足」となり，その原因となる主な疾患をリストに挙げていくことで，鑑別診断にターゲットした問診と神経診察を加えることが可能になります。そこで第2章では，シーン別にFirst Impressionが意味する神経徴候をキーワード化し，その神経徴候をきたす疾患を頻度と緊急度に応じて挙げたリスト，そしてその疾患特異的な問診と神経診察を記載しています。

また，第3章では，新患患者さんだけでなく，継続して外来に訪れる常連の患者さんに潜んでいる神経疾患の見破り方について記載しました。common diseaseに隠れた神経疾患を早期に発見できることが，プライマリケア医の真骨頂でもあるかと思いますので，一読して頂ければと思います。

この本が，最前線で活躍されているプライマリケア医の皆さんに少しでもお役に立てることを期待して，本書の序文といたします。最後に長期にわたり，私の勝手気ままな意見に丁寧に対応して頂いた日本医事新報社の磯辺栄吉郎氏と編集スタッフの皆さまに，この場をお借りして深謝いたします。

2014年6月　　塩尻俊明

目　次

第1章

神経診察のABC

第1章

神経診察のABC

診療所や病院の外来での神経診察を，短い時間でクイックにとることが必要です。各論では詳しい神経診察の取り方を解説していますが，ここでは短時間でできる神経学的所見のスクリーン法を説明します。最後にチェックリストを示します。

1 坐位と立位で診察をすませる場合

脳神経系（1）

Ⅱ（視神経），Ⅲ（動眼神経），Ⅳ（滑車神経），Ⅵ（外転神経）

▶**対座視野**：対座法（図1，動画1）で行います。

①患者さんと膝がつくかつかないかぐらいの距離で向かい合って座ります。

②患者さんの検査しない側の眼を自分の手で隠してもらい，検者もそれに対向する側の眼を検者自身の手で隠します。患者さんに検者の眼を見るように指示します。

③検者は自分の指をすり合わせながら，患者さんの耳側上方，耳側下方の視

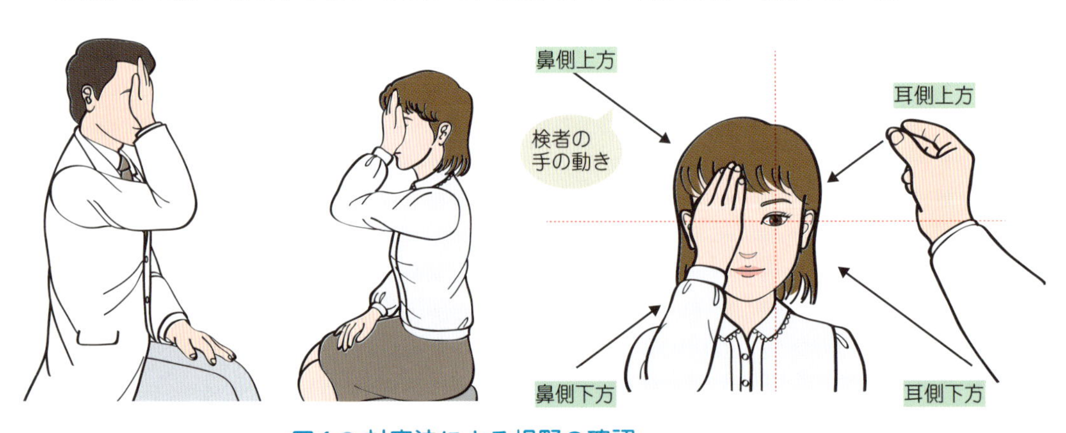

図1◉ 対座法による視野の確認

野を外側から中心に向けて移動させます。指が見えた場所が，患者さんと検者とでほぼ一致していれば視野障害はないと考えます。

④次に検者は自分の眼を隠す手を替えて，患者さんの鼻側上方，鼻側下方の視野を耳側と同様に確認していきます。両眼で行って終了です。

▶**瞳孔，対光反射，眼位**：瞳孔径の左右差を確認しますが，2～5mmが正常範囲です（図2）。このとき，Horner徴候があるかどうかも確認します。Horner徴候では眼裂狭小をきたしますが，上眼瞼の下縁が瞳孔にかからないため，患者さん本人は眼瞼下垂の自覚がありません（図3a）。Horner徴候ではまた，下眼瞼が挙上する（図3a）ほか，上から見ると眼裂狭小のある側に眼球陥凹がみられます（図3b）。

対光反射は，患者さんになるべく遠くを眺めてもらい，視野の外側からペンライトで光を入れて，直接反射と間接反射ともに縮瞳することを確認します（図4，動画2）。

眼位は，患者さんの両眼前50cm程度の距離からペンライトで瞳孔を照らし，瞳孔の中に光が反射していれば眼位は正常，外に射していれば斜視と判断します（図5，動画3）。

▶**眼球運動，眼振**：ペンライトの先を患者に眼で追うように指示します。その際，検者はもう一方の手で患者さんの頭が動かないように固定するとよいでしょう。ペンライトの先は「H」の字を描くようにゆっくり動かし，患者さんに眼で追ってもらいます（図6，動画4）。眼球を上転，下転，外転，内転させ眼球運動制限をみます。図6に正常な眼球

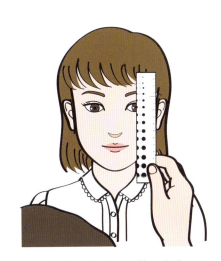

図2 ● 瞳孔計の使いかた

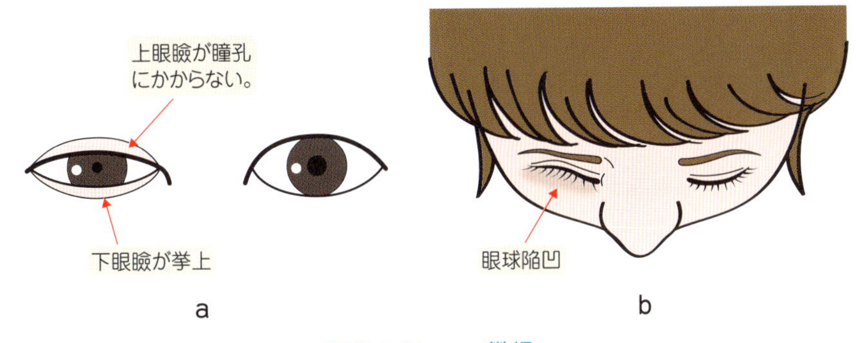

図3 ● Horner徴候

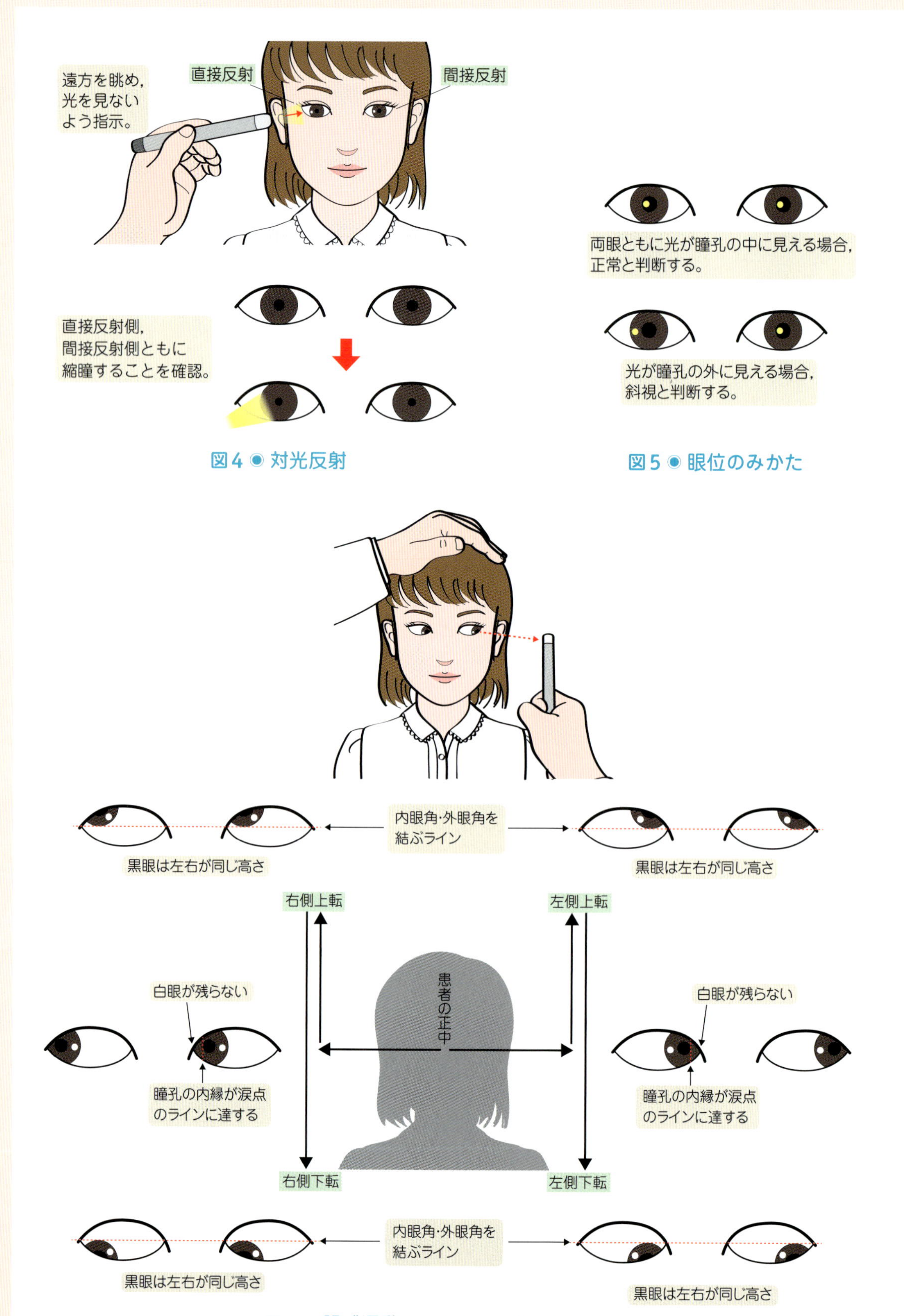

図4 ◉ 対光反射

図5 ◉ 眼位のみかた

図6 ◉ 眼球運動のみかた／正常な眼球運動

運動を示します。このとき，同時に眼振も確認します（図7）。正常な人でも眼球を極位まで動かすと3回ほどの振動をきたすことがありますので，眼振を見間違えないように注意しましょう。

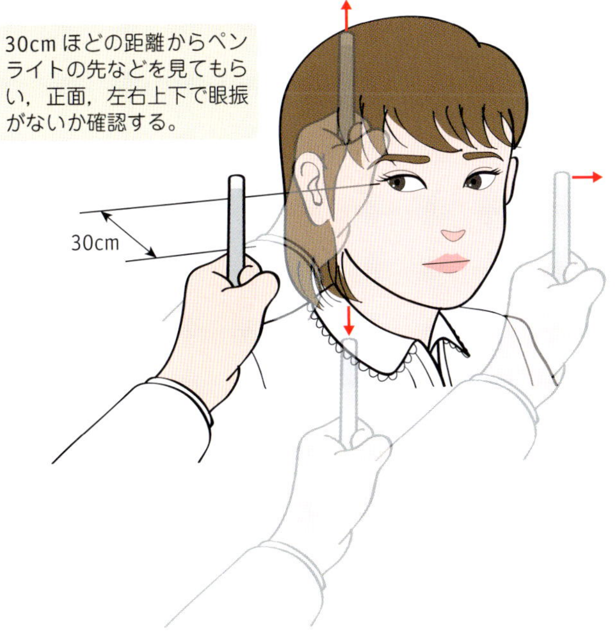

a. 眼振のみかた

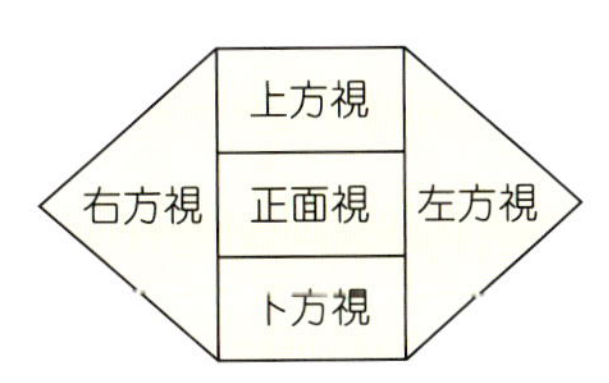

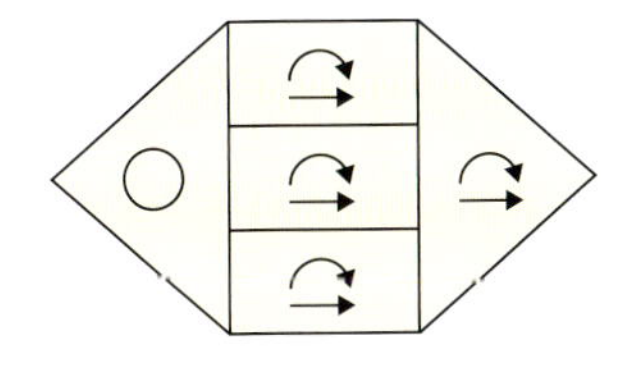

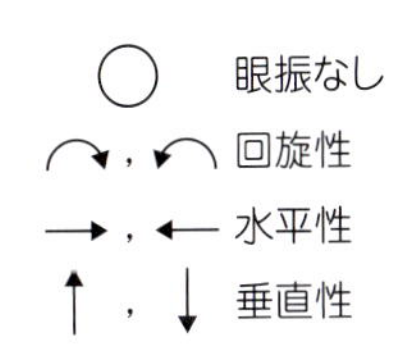

b. 注視眼振の記載法

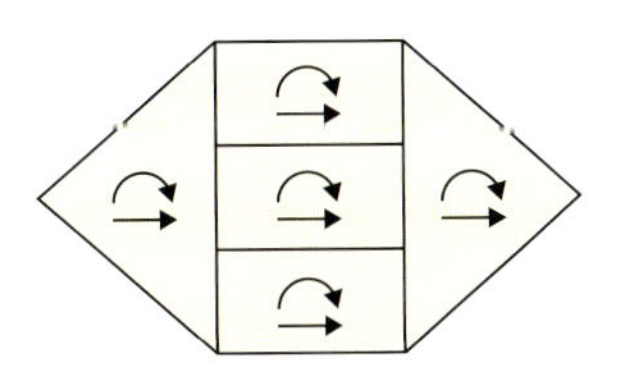

c. 定方向性水平回旋性眼振の記載例

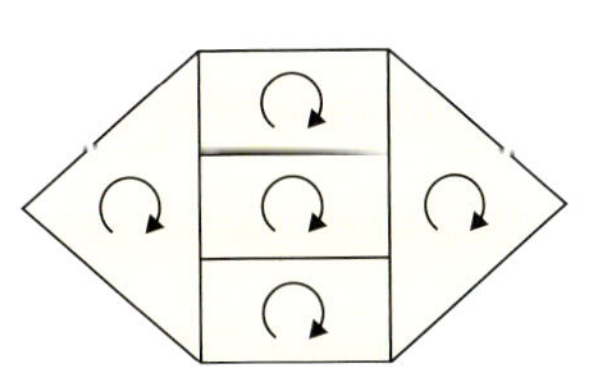

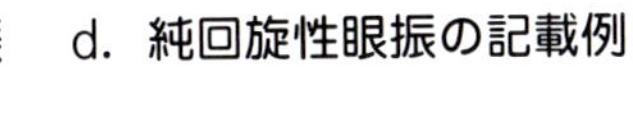

d. 純回旋性眼振の記載例

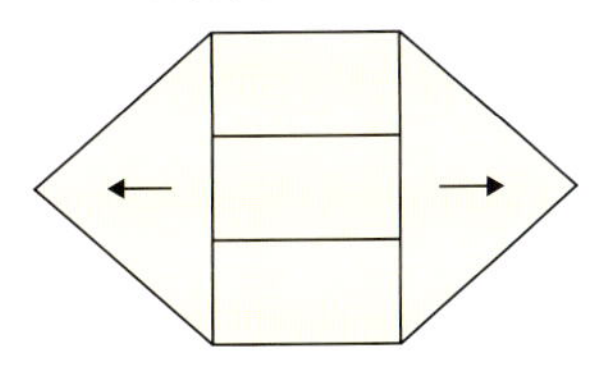

e. 側方注視眼振の記載例

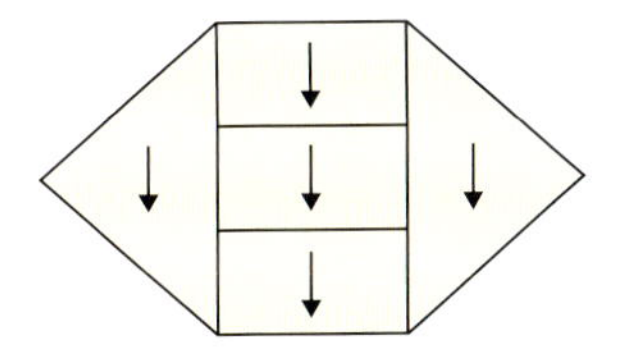

f. 垂直注視眼振の記載例

図7 ● 眼 振

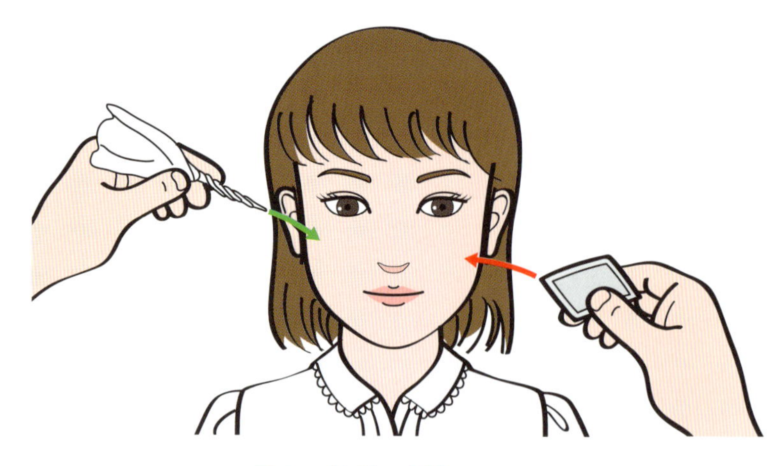

図8 ◉ 触覚・痛覚のみかた

脳神経系(2)

V(三叉神経)

▶**触覚，痛覚**：顔面の感覚は，まず捻ったティッシュペーパーで触れて触覚の左右差を調べ(動画5)，次にアルコール綿パックの角を利用して痛覚の左右差を調べます(図8，動画6)。

▶**Myerson徴候**：三叉神経領域ではありませんが，ここでパーキンソン病を疑った場合はMyerson徴候を確認します。患者さんの眉間を上からトントンと叩きます(図9，動画7)。叩くたびに両側の眼輪筋が収縮しますが，正常な場合は5～10回叩くと収縮が出現しなくなります。

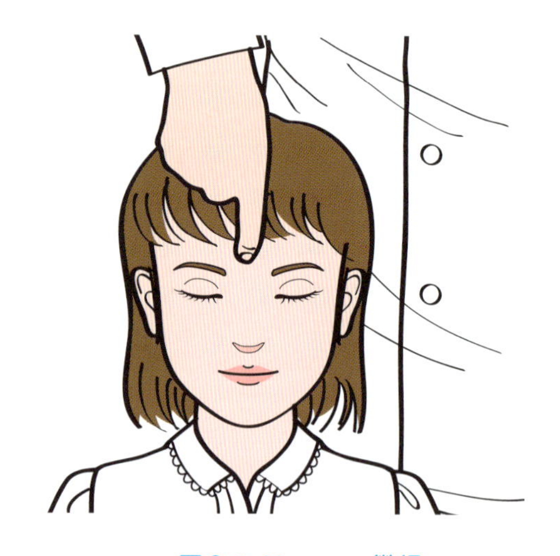

図9 ◉ Myerson徴候

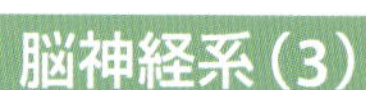

脳神経系(3)

Ⅶ(顔面神経)

▶**額のしわ寄せ**：患者さんに上目づかいをしてもらい，前頭筋のしわ寄せの左右差をみます(図10，動画8)。片方のしわ寄せがはっきりしない場合，その側の末梢

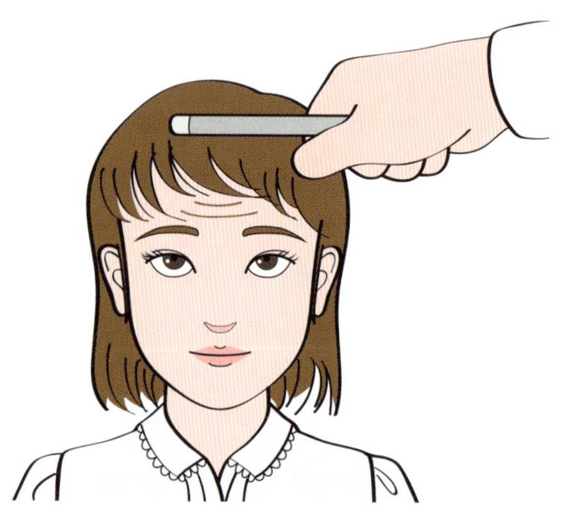

図10 ◉ 額のしわの確認

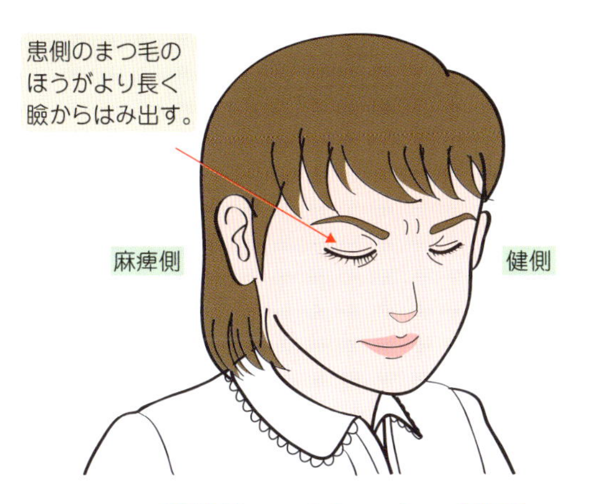
患側のまつ毛の
ほうがより長く
瞼からはみ出す。
麻痺側
健側

図11 ◉ 眼輪筋のみかた～まつ毛徴候

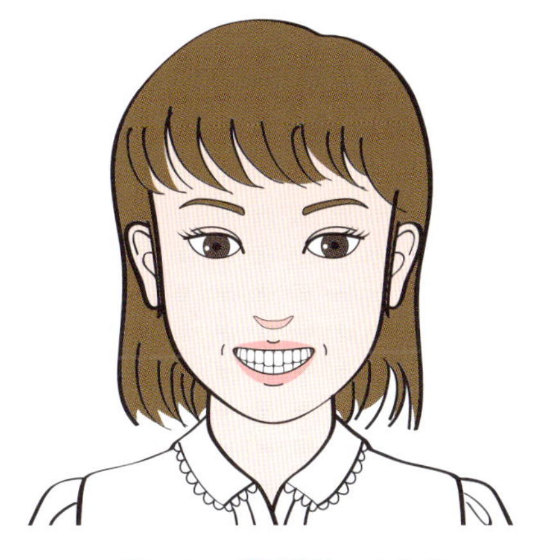

図12 ◉ 鼻唇溝のみかた

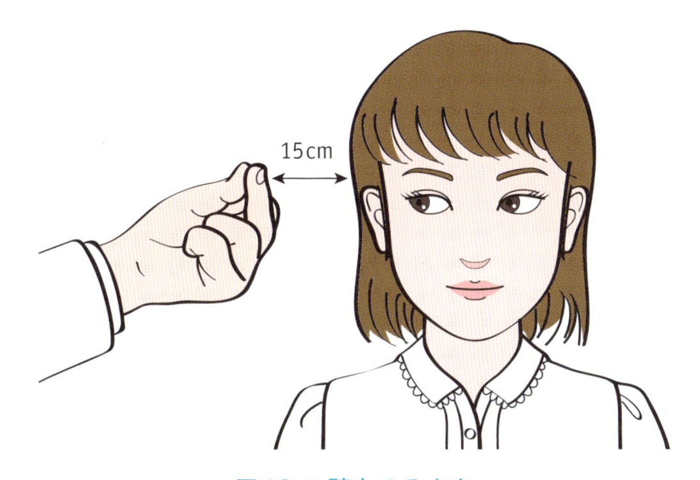

図13 ◉ 聴力のみかた

性顔面神経麻痺となります。中枢性の場合は，しわ寄せで左右差はありません。

▶**閉眼（まつ毛徴候）**：患者さんに両側を同時に閉眼するように指示し，瞼からのまつ毛のはみ出し方に左右差がないかをみます（図11，動画8）。まつ毛がはみ出している側が麻痺側となります。

▶**鼻唇溝**：患者さんに「イー」と言ってもらい，鼻唇溝の左右差をみます（図12，動画8）。鼻唇溝が低い側が麻痺側となります。

脳神経系（4）

Ⅷ（内耳神経）

▶**聴力**：患者さんの耳から15cmほどの距離で検者が指をすり合わせ，聞こえ方に左右差があるかどうか確認します（図13，動画9）。聞こえにくい側の聴力低下が示唆されます。

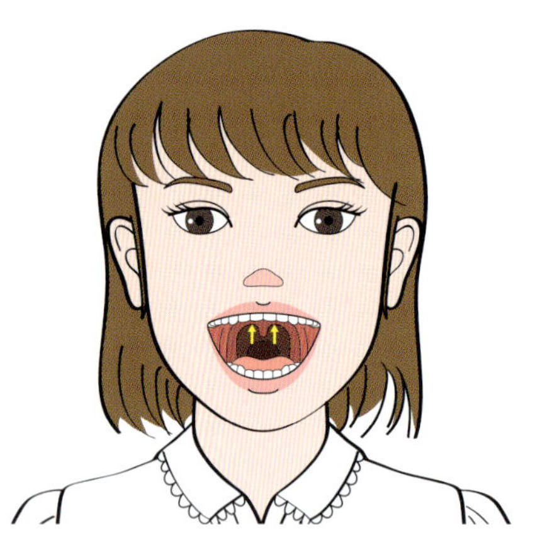

図14 ◉ 軟口蓋のみかた

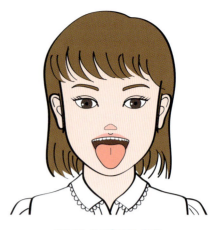

図15 ◉ 舌のみかた

脳神経系(5)

Ⅸ(舌咽神経), Ⅹ(迷走神経)

▶**軟口蓋**:患者さんに「アー」と発音してもらい，軟口蓋の中心がまっすぐ上方に挙上するかどうかみます(図14)。一側の麻痺があると，軟口蓋の中心が健側に引っ張られて偏位します。軟口蓋が引っ張られる側の反対側が麻痺側となります。

脳神経系(6)

Ⅻ(舌下神経)

▶**舌偏位**:患者さんに「ベー」と挺舌してもらい，舌偏位がないか確認します(図15，動画10)。舌偏位した側が麻痺側となります。

> **クイックスクリーニング**
>
> 「上目づかい」→「ぎゅーと眼をつぶる」→「イー」→「アー」→「ベー」→「指すり合わせ」と連続して行うことでスピーディーに顔面筋，軟口蓋，舌，聴力のスクリーニングができます。

運動＆協調運動系

▶**Barré徴候**:患者さんに両手の手掌を上にして体の前方に伸ばしてもらい，

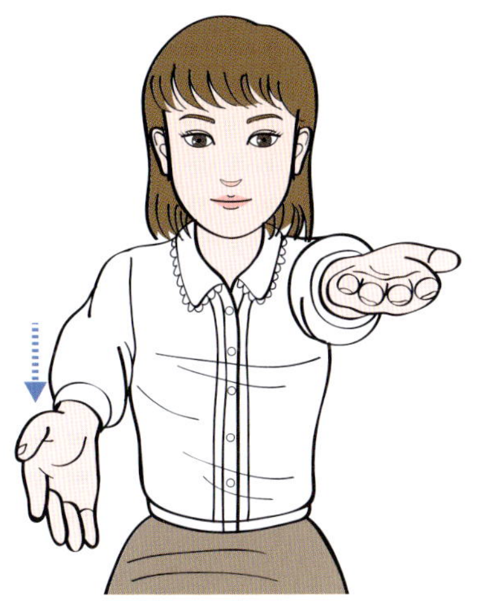

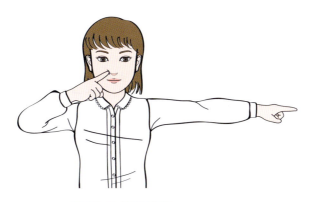

図16 ◉ Barré徴候のみかた

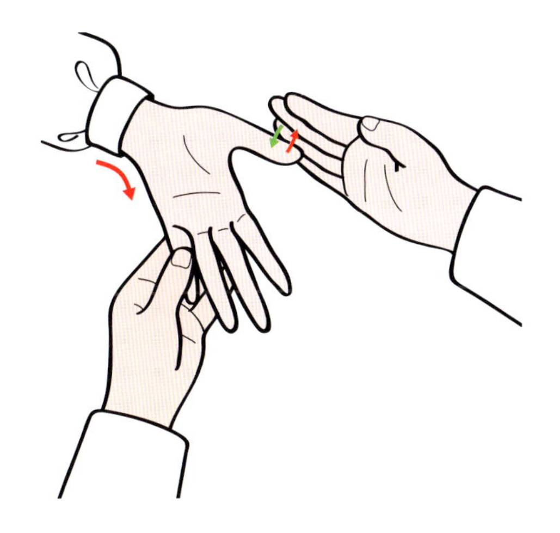

図17 ◉ 長母指外転筋の筋力のみかた

図18 ◉ 指鼻試験

そのまま保持できるかをみます（図16，動画11）。麻痺側では，前腕が回内し，徐々に落下していきます。

▶**長母指外転筋**：患者さんに，じゃんけんの「パー」をするように手首を伸展位した状態で母指を外転させてもらい，筋力をみます（図17，動画12）。左右差を確認していきます。

▶**指鼻試験**：患者さんに，両上肢を伸ばした位置から左右交互に示指で自分自身の鼻に触れてもらい，協調運動を評価します（図18，動画13）。協調運動障害があると，指先がゆらゆらと揺れながら鼻に到達します。この試験も左右差に注意してみていきます。

▶**手首のトーヌス**：片方ずつ手首を屈曲伸展し，トーヌスを調べていきます（図19，動画14）。固縮がある場合は，ガクガクとした歯車様の抵抗を感じます。

▶**前脛骨筋**：足を内股にした状態で足首を背屈する力を入れてもらい，筋力を評価します（図20，動画15）。左右差を確認していきます。

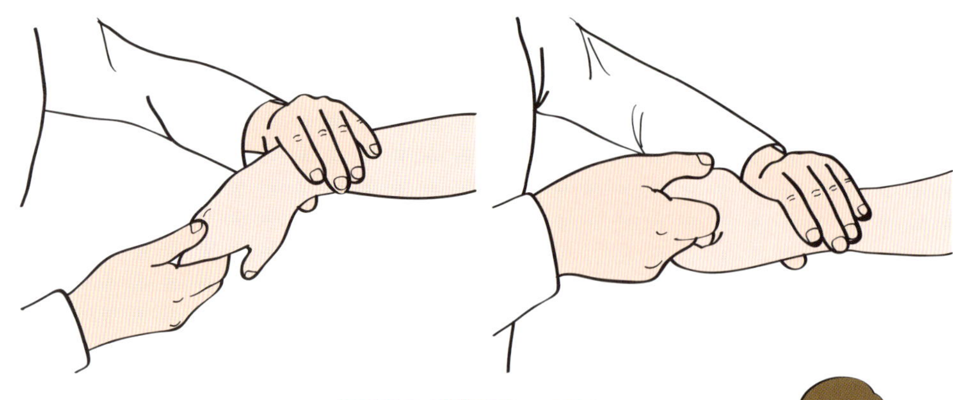

図19◉ 手首のトーヌス

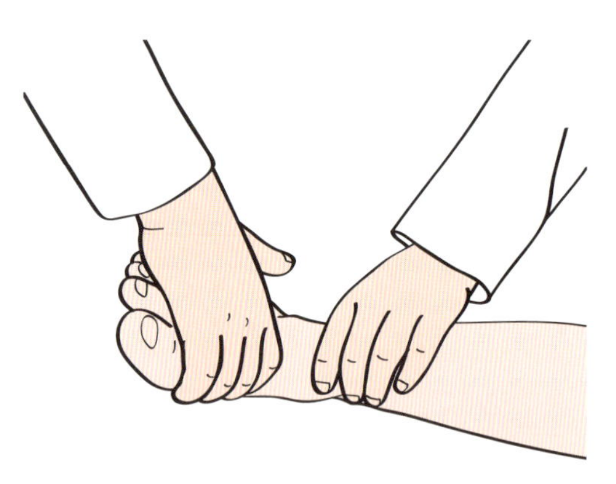

図20 ◉ 前脛骨筋の筋力のみかた

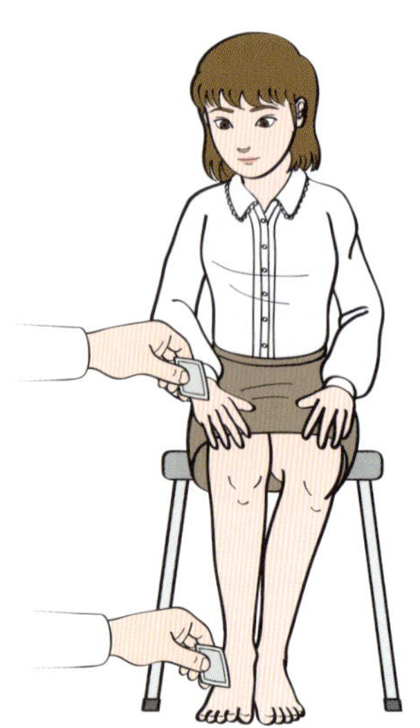

図21 ◉ 痛覚のみかた

感覚系

▶**痛覚**：両手足の遠位で左右差，上下肢の差がないかみていきます（**図21**，**動画16**）。アルコール綿パックの角を利用して感じ方が左右，上下同じかどうかを確認していきます。

クイックスクリーニング

「Barré徴候」→Barré徴候をみた後，両手首を伸展位にして「長母指外転筋の筋力テスト」→その後，示指で「指鼻試験」→「手首のトーヌス」→坐位のまま「前脛骨筋の筋力テスト」→最後に「痛覚」「触覚」。この順にみていくことで連続して運動系，協調運動系，感覚系をスピーディーにスクリーニングすることができます。

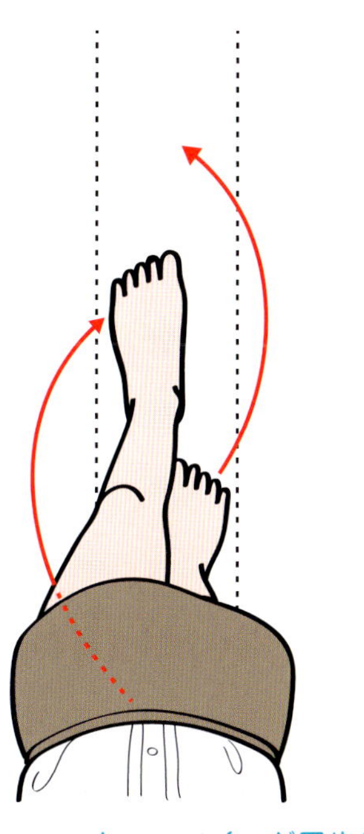

図22 ● tandem gait（つぎ足歩行）

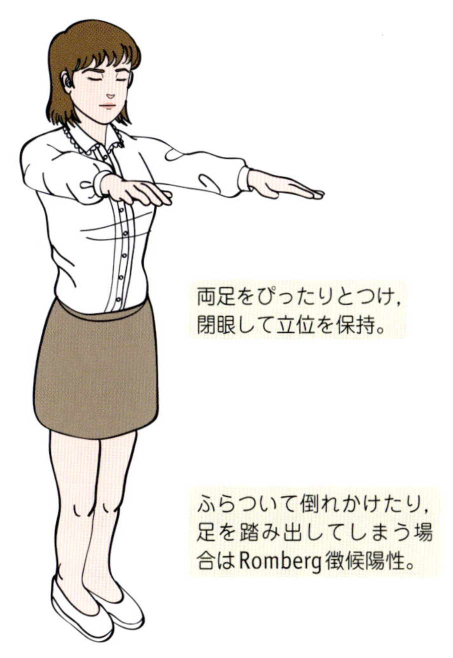
両足をぴったりとつけ，
閉眼して立位を保持。
ふらついて倒れかけたり，
足を踏み出してしまう場
合はRomberg徴候陽性。

図23 ● Rombergテスト

歩行

- **歩行**：診察室を数回往復して歩いてもらい歩行の評価をします。
- **tandem gait**：「平均台の上を歩くように歩行して下さい」と指示し，tandem gaitを評価します（図22，動画17）。平衡障害があるとどちらかに倒れてしまい，施行が困難です。
- **Rombergテスト**：両足をつま先までぴったりつけた状態にし，両上肢を前方に挙上し閉眼し，立位が保持できるか確認します（図23，動画18）。深部感覚の障害がある場合や，大きく揺れて倒れてしまった場合を陽性とします。

ここまでで診察室でのスクリーニングは十分です。以下の項目はオプションと考えて下さい。

2 頭痛を訴える場合

脳神経系

- **eyeball tenderness**：患者さんに閉眼してもらい両眼を優しく圧迫し，眼痛を訴えるかどうか確認します（図24，動画19）。髄膜徴候陽性の場合は，両

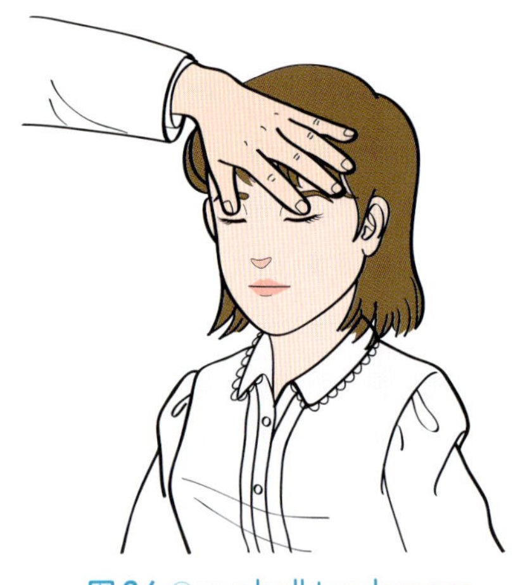

図24 ◉ eyeball tenderness

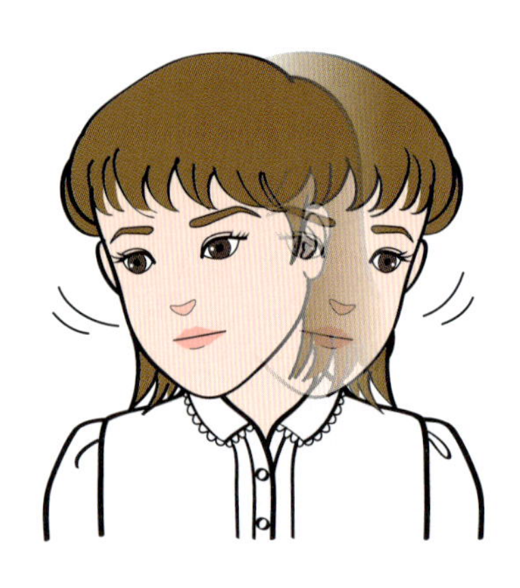

図25 ◉ jolt accentuation

側で痛みを訴えます。

▶ jolt accentuation：患者さんに頭部を「ブルブルッ」と素早く数回振ってもらい，頭痛が増強するかどうか確認します（図25，動画20）。髄膜徴候陽性の場合，頭痛が増強します。

3 仰臥位をとれる場合，とる時間がある場合

髄膜刺激徴候

▶**項部硬直**：頸部を前屈させ項部硬直を確認します（図26，動画21）。髄膜徴候陽性の場合は，前屈で抵抗があったり下顎が胸につかなかったりします。

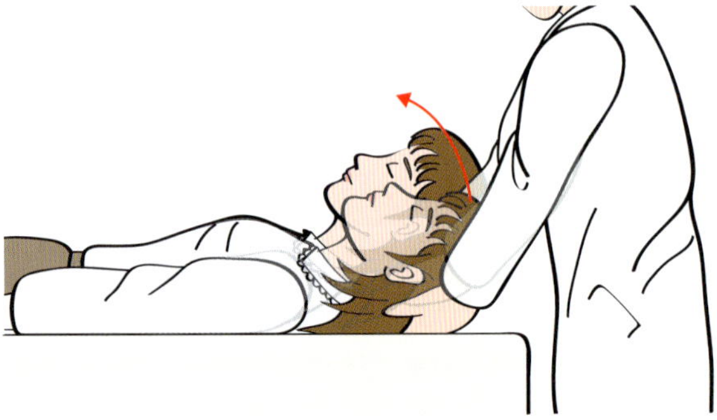

図26 ◉ 項部硬直のみかた

運動＆協調運動系

▶ **Mingazzini試験**：両下肢の股関節を90度の屈曲位とし，膝も90度屈曲位で両下腿を伸ばし，保持が可能かどうかみていきます（図27，動画22）。麻痺側で下肢がゆっくりと落下します。

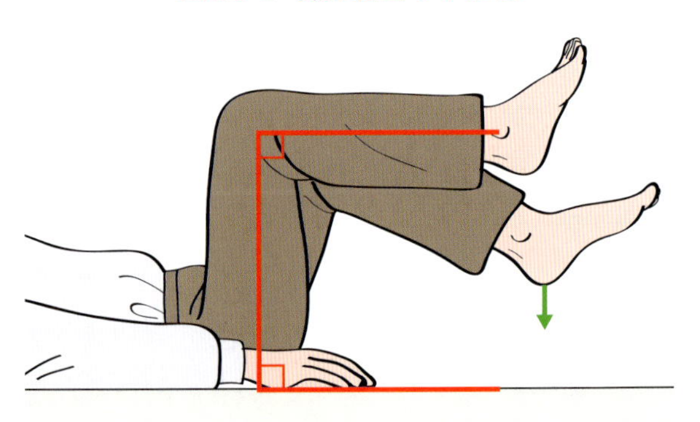

図27 ◉ Mingazzini試験

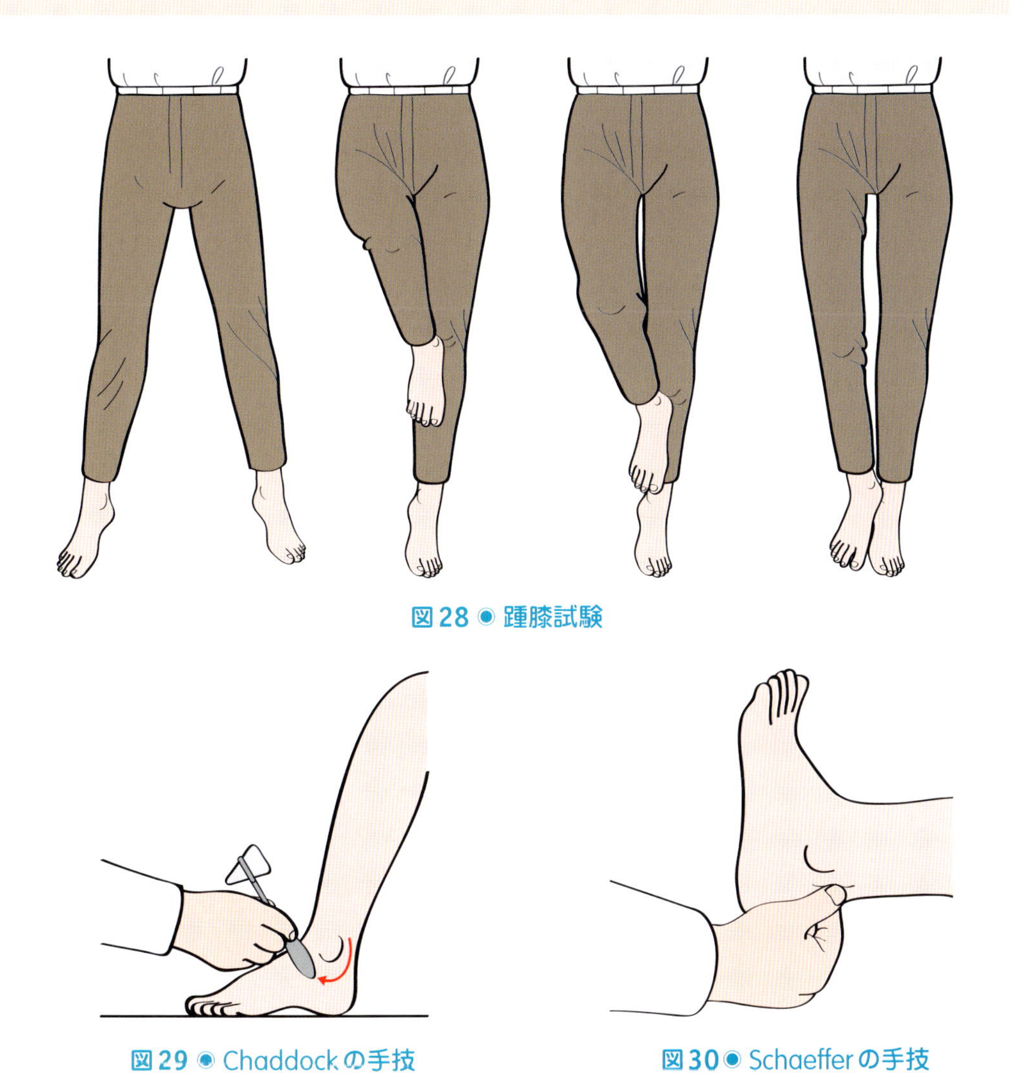

図28 ◉ 踵膝試験

図29 ◉ Chaddockの手技

図30 ◉ Schaefferの手技

▶**踵膝試験**：両足を伸展させ，一方の足の踵を他方の膝に持って行き，ゆっくり脛の上をすべらせるようにして協調運動を評価します（図28，動画23）。協調運動障害があると，踵が脛からそれてしまったり，脛をすべらせるときに下肢がゆらゆらとします。

反 射

▶**Chaddockの手技**：ハンマーの柄で外果の周りを半弧を描くようにこすります（図29，動画24）。錐体路障害がある場合は，母趾が背屈します。

▶**Schaefferの手技**：アキレス腱をゆっくりつまみます（図30，動画25）。錐体路障害がある場合は，母趾が背屈します。

いずれも患者への苦痛が少ない方法ですので，Babinski徴候をみたいときにはぜひ試みて下さい。

4 高次機能検査が必要な場合

脳神経系

患者の主訴や症状により施行して下さい。ルーチンの診察で施行する必要はないと思われます。

- **「時計はどれ」と「とけい」(優位半球のスクリーニング)**：目の前に時計，ペンなどを置き，「時計はどれですか？」と患者さんに質問し，品物を選んでもらいます(図31，動画26)。時計が選べなかったら単語理解の障害となります。また，患者さんの眼前に時計を出して，それが何か答えてもらいます。「とけい」と答えられなければ喚語困難となります。

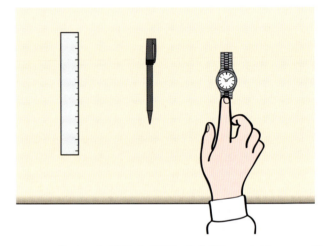

図31 ◉ とけい(時計)を利用した失語のスクリーニング

- **線分二等分試験(劣位半球のスクリーニング)**：聴診器のゴム管の両端を検者が持って，患者さんに「聴診器のゴム管の真ん中を指さして下さい」と指示します(図32，動画27)。真ん中を指させない場合は半側空間無視の可能性が出てきます。
- **Mini-Cog**：記銘力のスクリーニングです。「物忘れがひどい」の項(☞p71)参照。

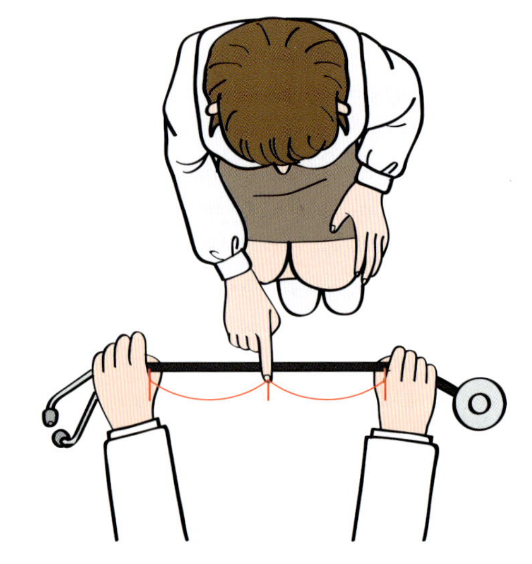

図32 ◉ 半側空間無視のみかた(線分二等分試験)

5 深部腱反射をとりたいとき

診察室でのスクリーニング診察では，思い切って深部腱反射を省いてしまうのも1つの手です。脊髄神経根の障害が疑われる場合，末梢神経障害が疑われる場合など必要なときのみ施行する方針でよいかと思われます。

それぞれの取り方は，「手足が痺れる」の項（☞116）を参照して下さい。

- 上腕二頭筋反射（反射弓はC5）（☞p121）
- 腕橈骨筋反射（反射弓はC6）（☞p122）
- 上腕三頭筋反射（反射弓はC7）（☞p122）
- Hoffmann反射（反射弓はC8）（☞p128）
- 膝蓋腱反射（反射弓はL3，4）（☞p130）
- アキレス腱反射（反射弓はS1，2）（☞p130）

✓CHECK LIST

1 坐位と立位で診察をすませる場合

脳神経系

Ⅱ，Ⅲ，Ⅳ，Ⅵ

☐ 対座視野　☐ 瞳孔，対光反射，眼位　☐ 眼球運動，眼振

Ⅴ

☐ 触覚　☐ 痛覚　（☐ Myerson徴候）

Ⅶ

☐ 額のしわ寄せ　☐ 閉眼（まつ毛徴候）　☐ 鼻唇溝「イー」

Ⅷ

☐ 聴力

Ⅸ，Ⅹ

☐ 軟口蓋「アー」

Ⅻ

☐ 舌偏位「べー」

運動＆協調運動系

☐ Barré徴候　☐ 長母指外転筋　☐ 指鼻試験

☐ 手首のトーヌス　☐ 前脛骨筋

感覚系

☐ 痛覚

歩 行

☐ 歩行　☐ tandem gait　☐ Rombergテスト

2 頭痛を訴える場合

脳神経系

☐ eyeball tenderness　☐ jolt accentuation

3 仰臥位をとれる場合，とる時間がある場合

髄膜刺激徴候

- □ 項部硬直

運動＆協調運動系

- □ Mingazzini試験
- □ 踵膝試験

反 射

- □ Chaddockの手技
- □ Schaefferの手技

4 高次機能検査が必要な場合

脳神経系

- □「時計はどれ」と「とけい」
- □ 二等分線
- □ Mini-Cog

5 深部腱反射をとりたいとき

- □ 上腕二頭筋反射（反射弓はC5）
- □ 腕橈骨筋反射（反射弓はC6）
- □ 上腕三頭筋反射（反射弓はC7）
- □ Hoffmann反射（反射弓はC8）
- □ 膝蓋腱反射（反射弓はL3，4）
- □ アキレス腱反射（反射弓はS1，2）

第2章

First Impressionのキーワードから神経疾患を見破る

Scene 1「どうぞおかけ下さい」

Scene 2「どうされましたか?」

※本文中，Qは Questionを，Eは neurological Examinationを表します。

Scene 1「どうぞおかけ下さい」

1 歩き方がおかしい

First Impression どんなふうにおかしいと感じたか？	キーワード（考えられる神経徴候）	原因となる主な疾患
1歩目が出ない。	すくみ足（☞ ❶ p21）	◉パーキンソン病 ◉パーキンソン症候群
前傾姿勢で，踵を挙げず，膝は屈曲している。	パーキンソン歩行（☞ ❶ p21）	◉パーキンソン病 ◉パーキンソン症候群
片側の障害で，膝が伸びている。患肢で外側に半円を描くように歩いている。	片麻痺性歩行（☞ ❷ p24）	◉脳血管障害 ◉慢性硬膜下血腫 ◉脳腫瘍 ◉脳膿瘍 ◉多発性硬化症/視神経脊髄炎
踵は地面につけてすり足，膝は伸びている。	小刻み歩行（☞ ❸ p26）	◉多発性脳梗塞 ◉正常圧水頭症
つま先で歩き，スタンス（脚幅）が狭い。	ハサミ歩行（☞ ❹ p27）	◉頸椎症 ◉多発性硬化症/視神経脊髄炎 ◉HTLV-1関連脊髄症 ◉副腎白質ジストロフィー ◉家族性痙性対麻痺
上体を左右に振るように歩く。	動揺性歩行（☞ ❺ p28）	◉筋ジストロフィー症 ◉近位型脊髄性筋萎縮症
つま先を高く持ち上げて歩く。	鶏歩（☞ ❻ p29）	◉腓骨神経麻痺 ◉L4～5神経根障害 ◉多発神経炎

踵は地面につけ，スタンス（脚幅）が広く，ふらつくような歩行。	小脳失調性歩行（☞ 7 p29）	◉小脳の血管障害 ◉ウェルニッケ脳症 ◉脊髄小脳変性症 ◉甲状腺機能低下症
足元を見ながら，下肢を投げ出し，踵から床につく。	脊髄失調歩行（☞ 8 p31）	◉亜急性連合性脊髄変性症 ◉脊髄癆
歩いているうちに片方に傾いていく。	迷路性歩行（☞ 9 p33）	◉メニエール病

原因となる疾患は頻度順に並べている。赤字は緊急度が高い。

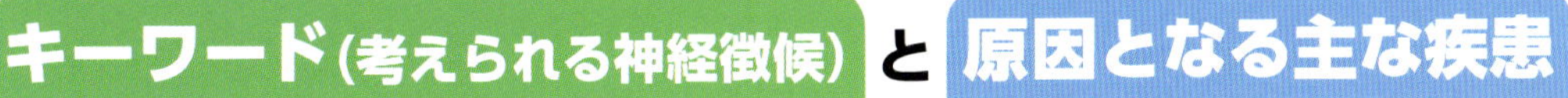

キーワード（考えられる神経徴候）と原因となる主な疾患

1 すくみ足とパーキンソン歩行

▼すくみ足の問診・視診

Q1 足が地面に張りついたようになり，その場ですくんでしまうか？

これはすくみ足と呼ばれ，**パーキンソン病**，**パーキンソン症候群**でみられます。狭いところを歩こうとしたとき，方向転換をするときに顕著です。足元に敷居や進行方向と垂直に交わる床の模様などがあると，これをまたぐことができる矛盾性運動が見られます。

▼パーキンソン歩行の問診・視診

Q2 「前傾姿勢で，踵は挙げず，膝は屈曲している」「腕は脇につけて，ほとんど振りがない」「歩くとどちらかの手の振戦が増強することがある」「歩いていると，どんどん加速して止まれなくなる」といった徴候がみられるか？（図1）

これらは診察室に入ってくる際の歩き方で気づく場合があります。**パーキンソン病**の初期では，片側のみ症状が出ている場合があり，片方の腕の振りが少なかったり，片方の脚が一方と比べて歩幅が狭いことがあります。一方，**パーキンソン症候群**では発症早期でも左右差が認められません。

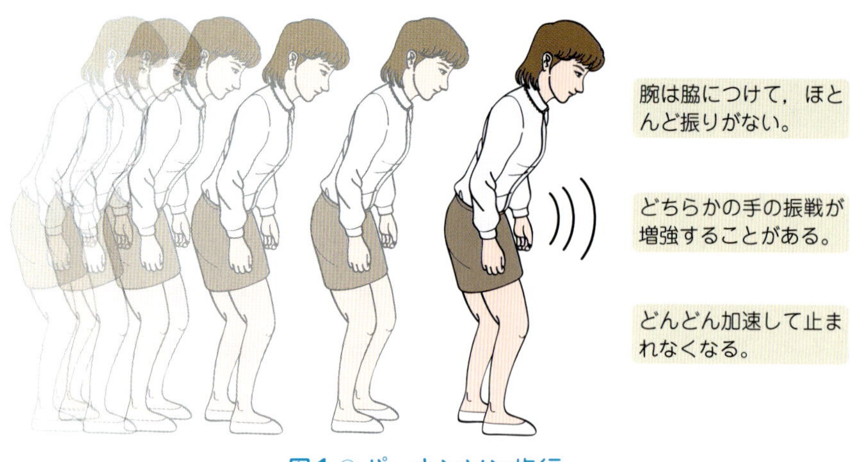

図1 ◉ パーキンソン歩行

▼すくみ足とパーキンソン歩行の神経診察

E1 Myerson徴候（図2，動画1）

患者さんの眉間を中指でトントンと叩きます。その際に検者の指が患者さんの視野に入らないようにします。叩くたびに眼輪筋が収縮して瞬目し，健常者では5～10回繰り返し叩くと瞬目が止まりますが，パーキンソン病では，10回以上叩いても瞬目が続きます。

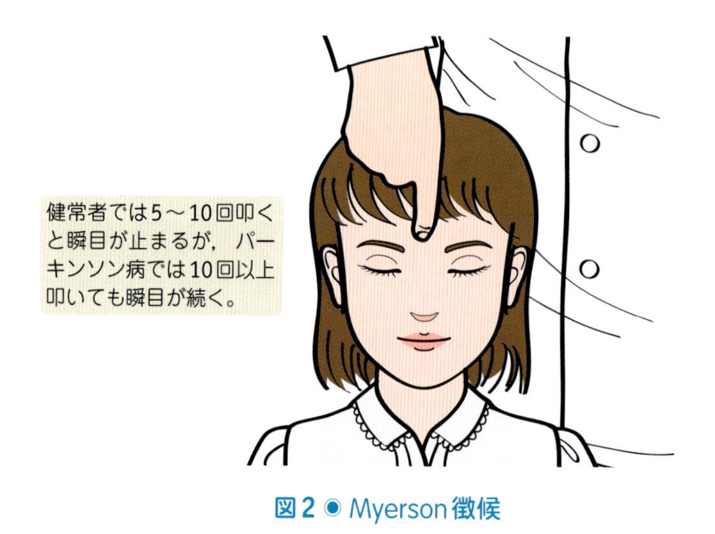

図2 ◉ Myerson徴候

E2 固 縮（図3）

パーキンソン病，パーキンソン症候群では，手首，肘，膝，足首の順で左右を比べながら固縮の有無を確認します。手首（図3a，動画2）では背屈・掌屈を繰り返し，カクンカクンとした抵抗がないかをみます。同様に，肘

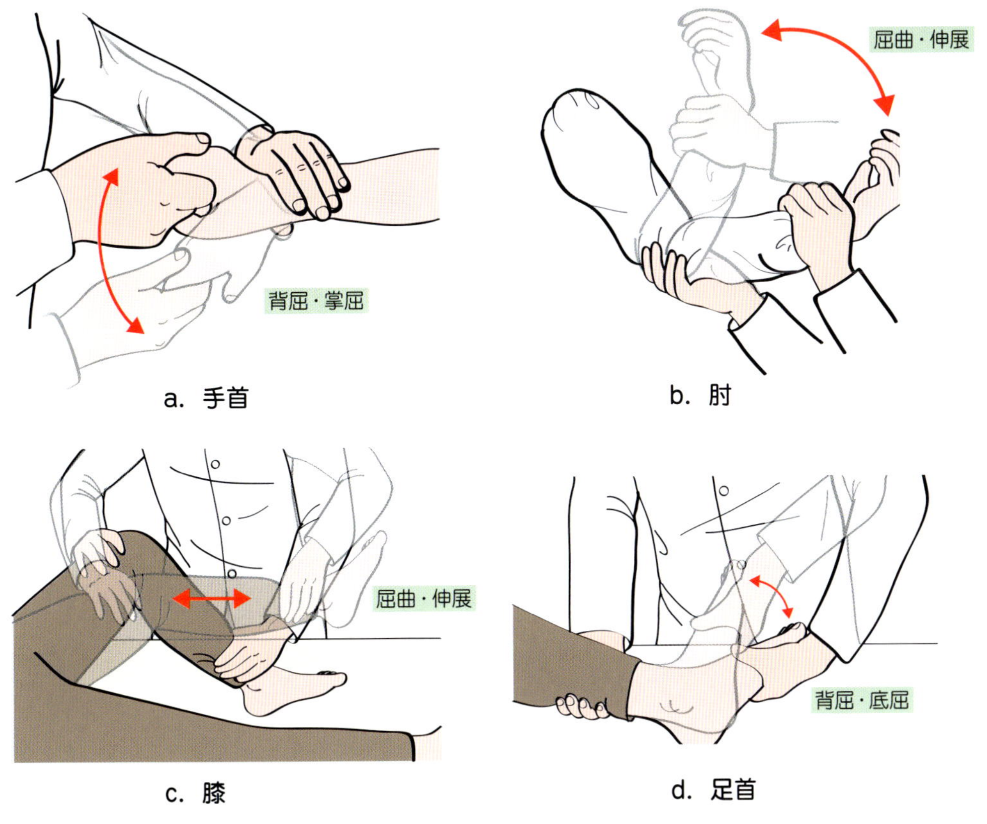

図3 ◉ 固縮のみかた

（図3b，動画3）と膝（図3c，動画4）は屈曲・伸展，足首（図3d，動画5）は背屈・底屈を繰り返し，固縮の有無をみていきます。パーキンソン病の早期では，固縮にも左右差が認められます。

固縮が軽度で検出しにくい場合は，誘発法を行います。対側の手を回内・回外運動させながら，検査する手首を背屈・掌屈させると固縮が検出しやすくなります（図4，動画6）。

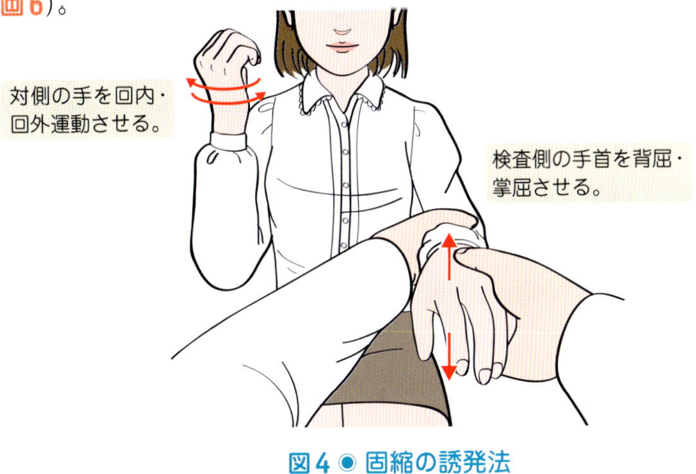

図4 ◉ 固縮の誘発法

❷ 片麻痺性歩行

▼問診・視診

Q1 健側である支え脚を中心にして，患肢で外側に半円を描くように歩くか？（図5）

これは一側の錐体路障害による片麻痺歩行です。患肢がつっぱり，足関節が尖足位で背屈できないためとされています。

突然発症であれば，**脳血管障害**の可能性が高くなります。頭部外傷の既往があり，1週間以上かけて進行する活動性低下や認知症症状を伴うなら**慢性硬膜下血腫**を疑いますが，外傷歴は月単位でさかのぼって問診する必要があります。患者が頭痛や嘔気を伴う進行性の経過の反応の悪さを示している場合は，**脳腫瘍**を疑う必要があります。急性～亜急性の経過で，頭痛，発熱を伴い進行性なら**脳膿瘍**を疑いますが，発熱を伴わないこともあり，数時間単位の急性発症も起こりうるので脳血管障害との鑑別に苦慮する場合もあります。**多発性硬化症/視神経脊髄炎**でも，白質病変が一側なら片麻痺性歩行となります。

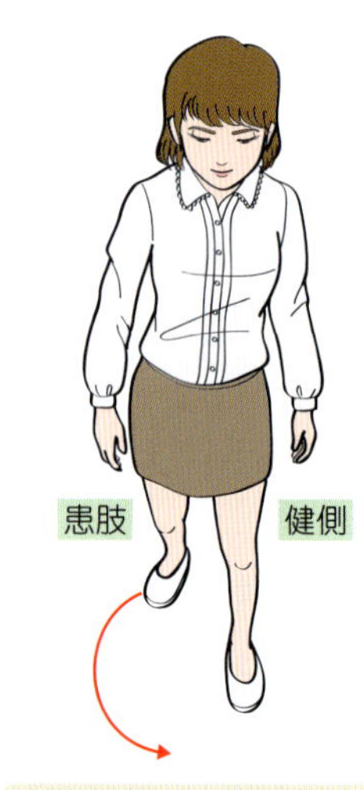

図5 ● 片麻痺性歩行

▼神経診察

E1 深部腱反射

片麻痺性歩行の場合，片麻痺側の深部腱反射が亢進します。詳しくは，「手足が痺れる」（☞p130）を参照して下さい。

E2 上下肢の痙縮（図6，動画7・8）

片麻痺性歩行の場合，片麻痺側に痙縮を認めます。上肢では肘を屈曲位の状態にして，検者は患者さんの肘関節を他動的に回内・回外運動させます。痙縮がある場合は，回内では抵抗がありませんが，回外したときに抵抗を感じます。

下肢では，仰臥位になって両脚を伸ばしてもらい，片方の膝の下に検者が手を入れて，素早く膝を持ち上げます。痙縮があると膝が硬く感じられ，膝が屈曲せずに下肢が伸展したままとなり，踵がベッドから浮く現象が認

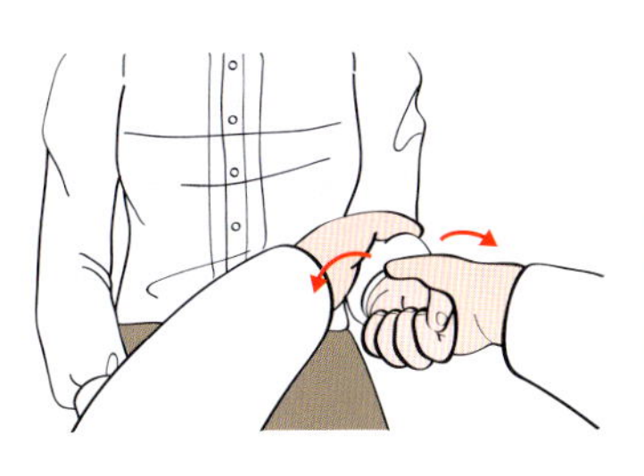

a. 上肢（動画7）

痙縮がある場合，回外したときに抵抗を感じる。

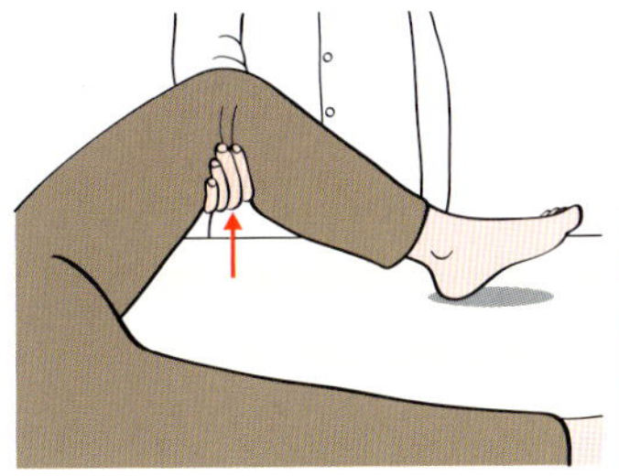
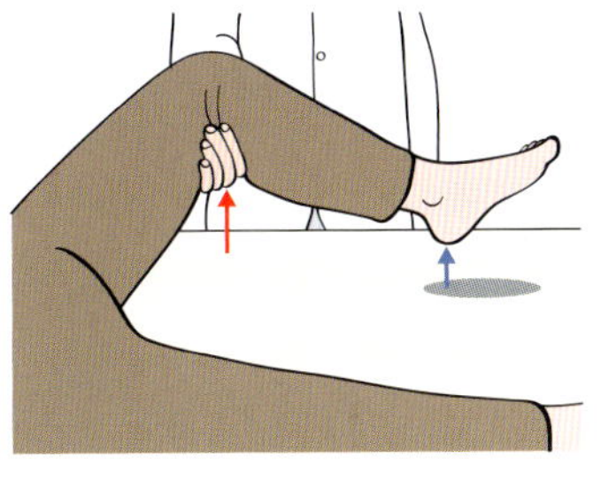
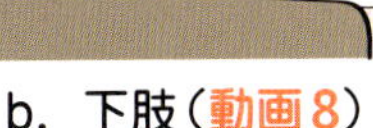

b. 下肢（動画8）

痙縮があると膝が硬く感じられ，膝が屈曲せずに踵がベッドから浮く。

図6 ◉ 上下肢の痙縮

められます。左右差を確認するため，両上下肢で痙縮の有無を確認します。

E3 Babinski徴候

片麻痺性歩行の場合，片麻痺側にBabinski徴候を認めます。仰臥位で，膝が屈曲しているとBabinski徴候が出にくくなるため，下肢を伸展した状態で行います。足首を検者の手で軽く固定し，ハンマーの柄で足底部の外縁を踵から中指の基部までゆっくり擦過します（図7a，動画9）。すべての趾が軽く底屈すれば正常（図7b）ですが，母趾が背屈した場合はBabinski徴候陽性と錐体路障害を意味します（図7c）。最初から強く擦過せず，軽く擦過し，徐々に強く繰り返して行うとBabinski徴候が出やすくなります。また患者さんに，刺激している側と反対側に顔を向けてもらうと出やすくなることが知られています。

注意点は，底屈も背屈もしなかった場合です。高度な末梢神経障害などが合併すると刺激による反射弓が形成されず無反応になります。

また，錘体路障害で背屈筋の活動が増強してしまうと，底屈する足底反射と拮抗してしまい無反応となる場合もあります。いずれ

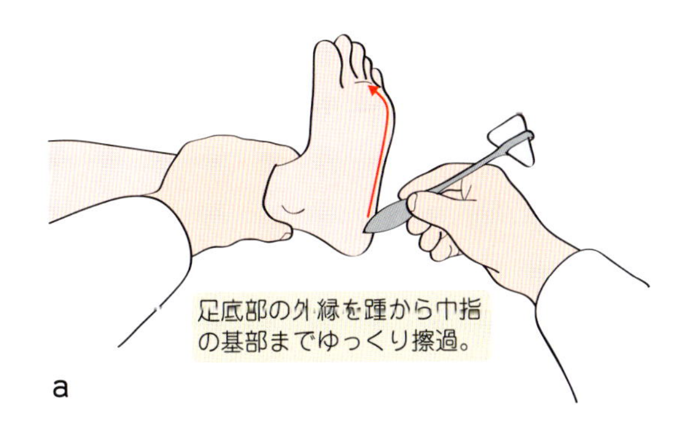

足底部の外縁を踵から中指の基部までゆっくり擦過。

a

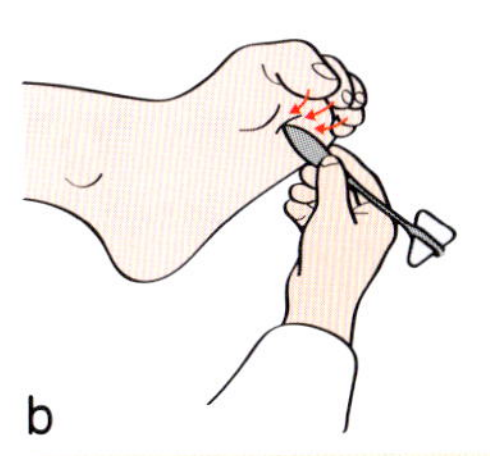

b

すべての趾が軽く底屈すれば正常。

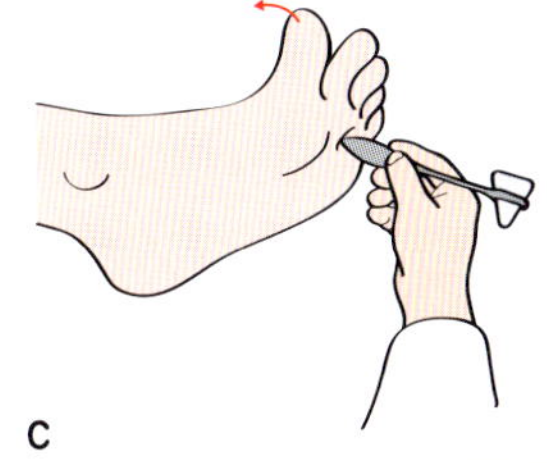

c

母趾が背屈したらBabinski徴候陽性と錐体路障害。

図7 ◉ Babinski徴候

にしろ，本来は背屈するはずの錐体路障害が隠れていることになります。したがって，Babinski徴候の記載方法としては，正常の足底反射として足指が底屈した場合は「足底反射が底屈」，無反応の場合は「indifferent」，足指が背屈した場合は「Babinski徴候陽性」とするのが望ましいと思われます。

E4 Chaddockの手技

Babinski徴候を確認するために足底を刺激したときに患者さんが不快感を訴えるなら，Babinski徴候の誘発法であるChaddockの手技を行うことを勧めます。検査の肢位はBabinski徴候と同じですが，外果の後方から半弧を描くように擦過します（図8，動画10）。不快感はBabinskiの手技より軽減されます。

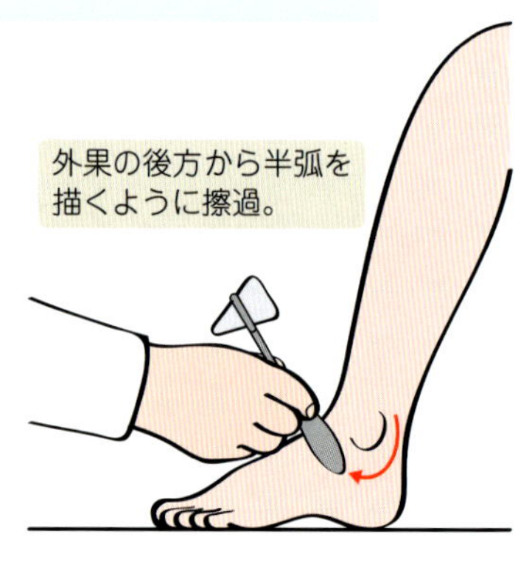

図8 ◉ Chaddockの手技

❸ 小刻み歩行

▼問診・視診

Q1 姿勢はまっすぐ，膝は伸ばしたまま，小さな歩幅のすり足で歩き，両足は外転傾向でスタンス（脚幅）は広くとっているか？（図9）

これらは仮性球麻痺患者にみられる歩行の特徴です。**多発性脳梗塞**でよくみられます。仮性球麻痺症状の1つとされ，ほかに構音障害，嚥下困難，尿失禁などを伴う場合があります。**正常圧水頭症**でも同様の歩行障害がみられます。パーキンソン病との鑑別点は，前傾姿勢がなく，腕の振りは正常で，膝を伸ばしており，スタンス（脚幅）が広いことです。

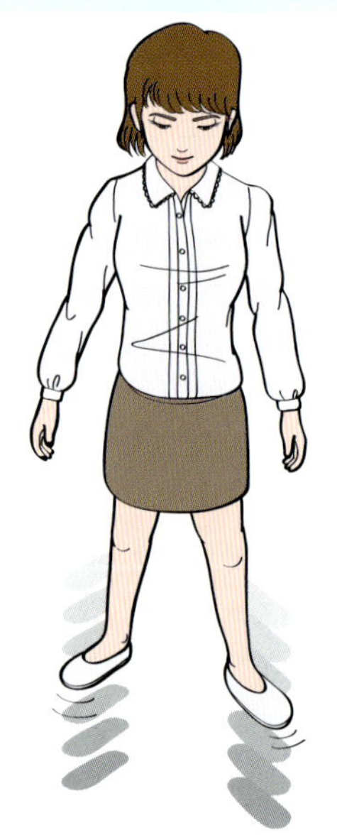

図9 ◉ 大脳失調性歩行

▼神経診察

E1 下顎反射（図10，動画11）

患者さんに軽く開口して力を抜いてもらい，下顎に検者の示指を当て，その上からハンマーで叩きます。下顎が挙上した場合を「亢進」とします。多発性脳梗塞で仮性球麻痺を呈する場合，両側錐体路徴候が現れるため下顎反射は亢進します。

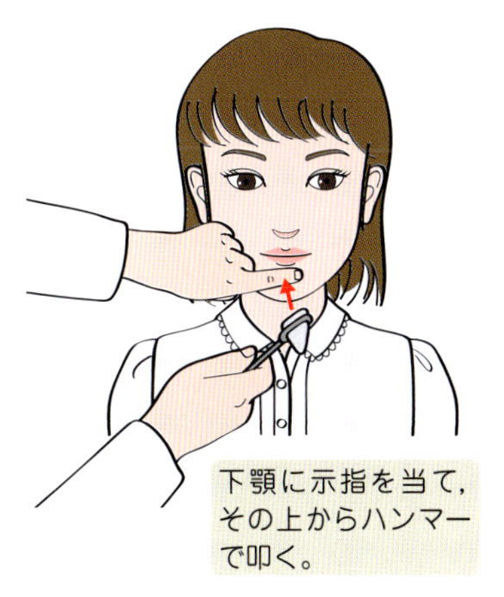

図10 ◉ 下顎反射

E2 深部腱反射

仮性球麻痺を呈する多発性脳梗塞では両側で亢進します。「手足が痺れる」（☞p130）を参照して下さい。

E3 Babinski徴候

仮性球麻痺を呈する多発性脳梗塞では両側で陽性となります。本項「❷片麻痺性歩行」（☞p24）を参照して下さい。

❹ハサミ歩行

▼問診・視診

Q1 両下肢全体がつっぱり，踵が床から離れたまま，つま先で腰を回しながら下肢を互い違いに前に出す。そのため，スタンス（脚幅）が狭く，両方の足がハサミのように交叉する歩行か？（図11）

これはハサミ歩行と呼ばれ，脊髄障害からくる痙性対麻痺により生じます。ハサミ足歩行とも呼ばれます。

慢性の経過で両側の錐体路障害をきたす場合は**頸椎症**を，視神経炎の既往があり寛解・増悪を繰り返している場合は**多発性硬化症/視神経脊髄炎**を疑います。**HTLV-1関連脊髄症**では，発症時期がはっきりせず，両下肢の筋力低下やこわばりで発症し，寛解のない胸部脊髄症を呈し，ゆっくりと進行し徐々にハサミ歩行になっていきますが，感覚障害は軽微とされます。**副腎白質ジストロフィー**はX連鎖性疾患であり，副腎不全が小児期に発症し，成人早期にハサミ歩行が出現してくるようなら疑います。家族歴があれば，**家族性痙性対麻痺**の可能性を考えます。

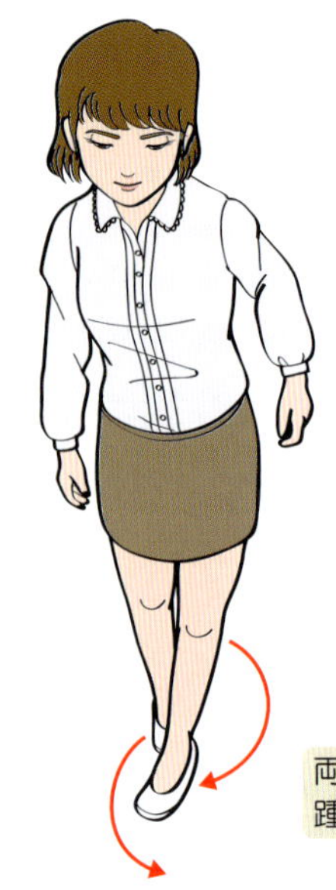
つま先で腰を回しながら，下肢を互い違いに前に出す。
両下肢全体がつっぱり，踵は床から離れたまま。

図11 ◉ ハサミ歩行

▼神経診察

E1 深部腱反射

病変部以下の両側で深部腱反射が亢進します。「手足が痺れる」（☞p130）を参照して下さい。

E2 上下肢の痙縮

病変部以下の両側で痙縮がみられます。本項「❷片麻痺性歩行」（☞p24）を参照して下さい。

E3 Chaddockの手技

両側で陽性となります。本項「❷片麻痺性歩行」（☞p24）を参照して下さい。

❺ 動揺性歩行

▼問診・視診

Q1 支え脚に上体を傾け，挙上脚を引き上げるようにして，上体を左右に振るような歩行か？

これは股関節外転筋群の筋力低下による動揺性歩行の特徴です。スタンス（脚幅）は広く，歩幅は小さく，前方を向いて腹部を前に突き出して，上体をのけぞるような姿勢で歩行します。慢性で徐々に進行する経過なら，**筋ジストロフィー症**や**近位型脊髄性筋萎縮症**が疑われます。

▼神経診察

E1　腸腰筋，大腿四頭筋の徒手筋力テスト

両側で筋力低下を認めます。「力が入らない・立てない」(☞p146) を参照して下さい。

❻ 鶏 歩

▼問診・視診

Q1　つま先を高く持ち上げ，つま先から地面に着地し，ついで踵が着地する歩行か？（図12）

これは鶏歩と呼ばれ，つま先を高く持ち上げている側の足首の背屈が障害されていることにより生じます。片側で急性に足を組んだ後などに圧迫性の病歴があれば**腓骨神経麻痺**，慢性の経過であれば**L4〜5神経根障害**，急性もしくは慢性に進行性の経過で両側なら**多発神経炎**などが疑われます。

▼神経診察

E1　前脛骨筋と下腿三頭筋の徒手筋力テスト

前頸骨筋の筋力低下を認めますが，下腿三頭筋の筋力は比較的保たれているときに鶏歩となります。「力が入らない・立てない」(☞p146) を参照して下さい。

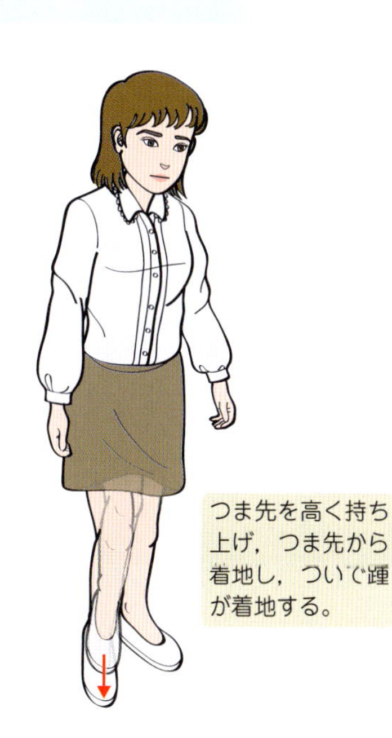
つま先を高く持ち上げ，つま先から着地し，ついで踵が着地する。

図12 ● 鶏 歩

❼ 小脳失調性歩行

▼問診・視診

Q1　両脚を広げ，両上肢も外転させてバランスをとり，ふらつきながら酩酊しているように歩いているか？

これは小脳失調性歩行の特徴です。通常，小脳性構音障害，上下肢の協調運動障害を伴います。しゃがんでいるときには踵を上げず床につけたままにしている現象がみられることもあります。

突然発症なら**小脳の血管障害**，家族歴があったり慢性の経過なら**脊髄小脳**

変性症や，胃切除が基礎にあり亜急性に進行するなら**ウェルニッケ脳症**が疑われます。慢性の経過であれば，**甲状腺機能低下症**も鑑別に挙げる必要があります。

▼**神経診察**

E1　指鼻試験

坐位で両上肢を横にまっすぐ伸ばした位置から，示指を鼻まで左右交互に持って行ってもらいます（図13a，動画12）。指が鼻から大きくそれたり，ゆらゆら揺れながら鼻に到達する場合は，測定障害があると考えます。測定障害の判定に自信が持てない場合は，指鼻指試験を行います（図13b，動画13）。指鼻指試験では，患者さんの示指で，患者さんの鼻と検者の示指の間を往復するように触れてもらいます。まず右手から行い，左右ともに確認します。

ただし，この試験の測定障害は必ずしも小脳症状を意味するとは限らない点に注意が必要です。片麻痺患者や深部感覚障害患者でも，時に指鼻試験で測定障害が認められます。小脳障害では測定障害があったとしても，ゆっくり指鼻試験を行うと比較的上手にできますが，片麻痺患者ではゆっくりやっても運動麻痺による測定障害のため上手にできません。深部感覚障害患者では，指鼻試験の後に指耳試験を行います。指鼻試験と同じ要領で，指を鼻ではなく耳たぶにもっていってもらいます。指耳試験では視覚補正ができないため，深部感覚障害があると視覚補正が入る指鼻試験より測定障害が顕著となります。

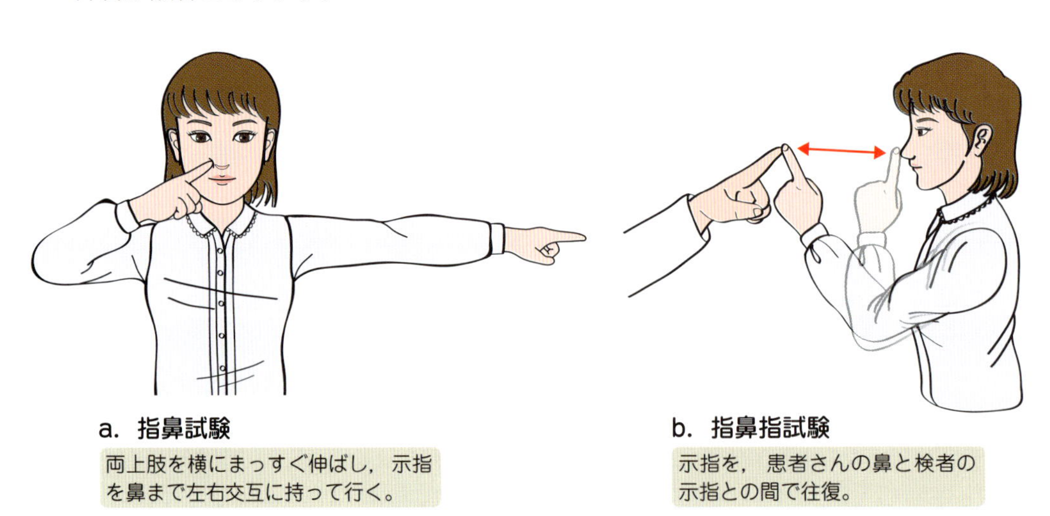

a．指鼻試験
両上肢を横にまっすぐ伸ばし，示指を鼻まで左右交互に持って行く。

b．指鼻指試験
示指を，患者さんの鼻と検者の示指との間で往復。

図13 ● 指鼻試験，指鼻指試験

E2 踵膝試験（図 14）

仰臥位で両下肢を伸ばした状態で，片方の足をもう一方の膝に乗せ，脛に沿って足首のあたりまですべらせるように進めます。これを数回繰り返します。膝に乗せようとした踵が膝から大きくそれたり，脛をすべらせるときにゆらゆら揺れてしまう場合に測定障害があると考えます。測定障害は小脳障害で出現しますが，深部感覚障害でもみられます。深部感覚障害では，自分の足を見ながら踵膝試験を行うと測定障害が著明に改善するので区別できます。

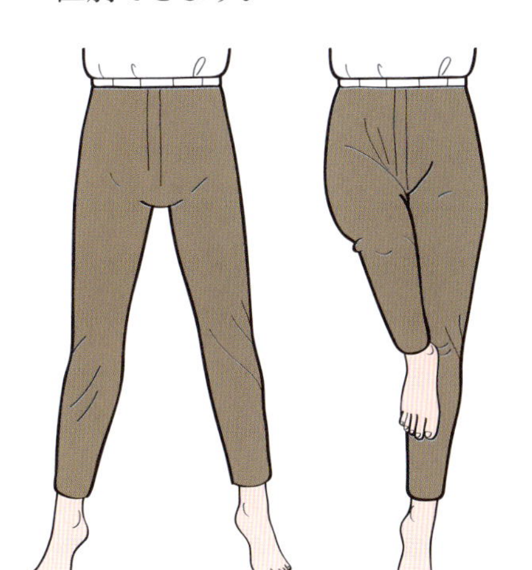
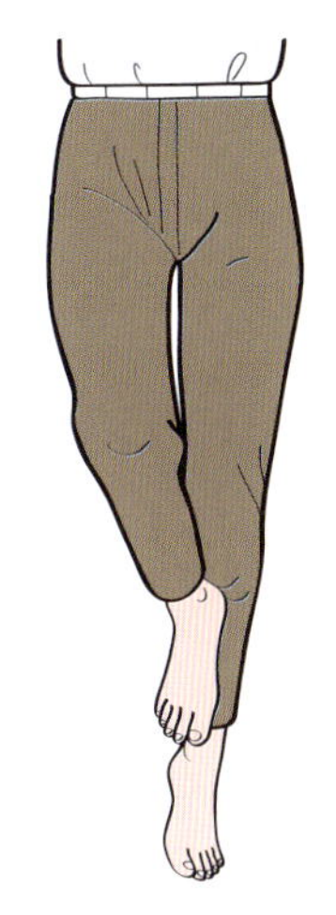
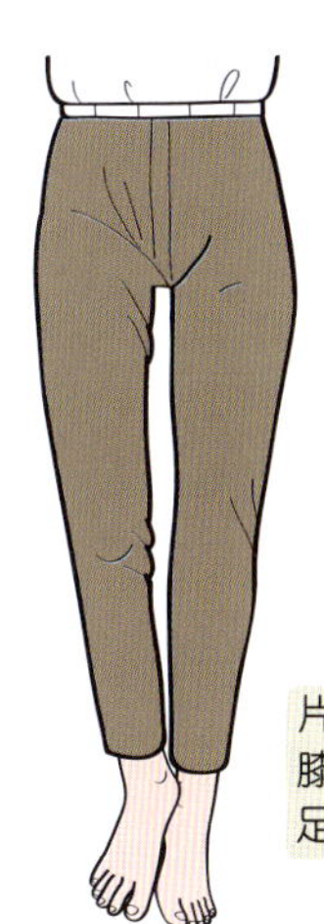

図 14 ◉ 踵膝試験

❽ 脊髄失調歩行

▼問診・視診

Q1 暗所で悪化し，常に足元を見ながら，下肢を投げ出し，踵から床につくように歩くか？（図 15）

暗所での悪化は脊髄後索の障害で「洗面現象」と言われ，脊髄失調歩行に合併します。慢性の経過を示す場合は，**亜急性連合性脊髄変性症**や**脊髄癆**が疑われます。亜急性連合性脊髄変性症では，洗面現象のほかに下肢の異常感覚，下肢の痙性などを伴います。脊髄癆では，下肢に反復性の電撃痛を伴うことが知られています。

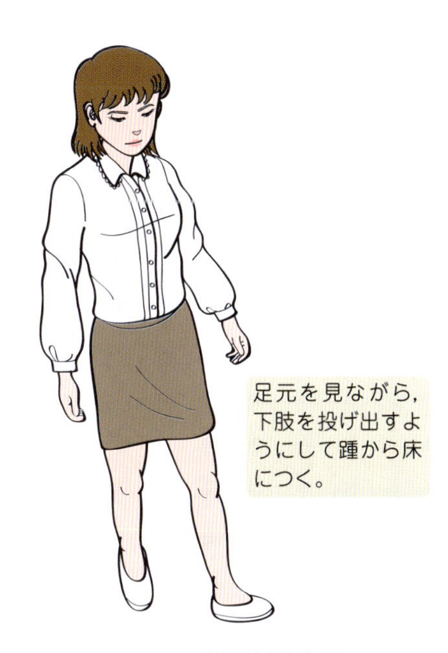
足元を見ながら，
下肢を投げ出すよ
うにして踵から床
につく。

図 15 ◉ 脊髄失調歩行

E1 Romberg徴候（図16）

脊髄失調歩行では，Romberg徴候が陽性となります。両足をぴったりとつけて閉眼して立位を保持してもらう（動画14）と，深部感覚障害や迷路性の平衡障害ではふらついて倒れかけて支えが必要になったり，足を踏み出してしまうことがあります。それをRomberg徴候と言います。深部感覚障害では倒れる方向がランダムですが，迷路性の平衡障害では常に障害側に倒れるのが鑑別点です。小脳障害では閉眼しなくてもフラフラして倒れかかることがありますが，閉眼してもふらつきが増強しないことが深部感覚障害や平衡障害との鑑別点です。

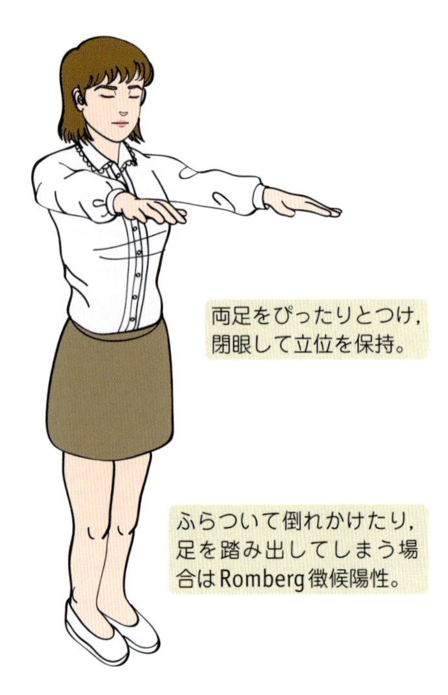
両足をぴったりとつけ，
閉眼して立位を保持。
ふらついて倒れかけたり，
足を踏み出してしまう場
合はRomberg徴候陽性。

図16 ● Romberg徴候のみかた

E2 Babinski徴候

亜急性連合性脊髄変性症では，合併する末梢神経障害のため深部腱反射が低下もしくは消失しているにもかかわらず，Babinski徴候が陽性である点が特徴です。

E3 振動覚

亜急性連合性脊髄変性症と脊髄癆では振動覚の低下を認めます。「手足が痺れる」（☞p133）を参照して下さい。

E4 Argyll Robertson瞳孔

ほぼすべての脊髄癆にみられます。対光反射は消失していますが輻輳調節反射は保たれています。瞳孔は縮小しており，両側性に対光反射の異常が認められます。

⑨ 迷路性歩行

▼問診・視診

Q1 歩行に際し，下肢の運動能力に問題がないにもかかわらず，片側に寄ってしまうか？

これは迷路性歩行であり，前庭障害が疑われます。急性発症で，頭位変換にて増悪し数時間以上持続する回転性めまいを伴う**メニエール病**でみられます。

迷路性の平衡障害では，常に障害側に倒れこむのが小脳障害との鑑別点です。

▼神経診察

E1 眼 振

メニエール病では，Frenzel眼鏡で増強する水平回旋性眼振を認めます。「めまいがする」(☞p110)を参照して下さい。

E2 足踏み試験（図17）

片側の迷路性障害を検査するときに行います。安全を確認しながら，立位で両上肢を前方に挙上し，閉眼したままその場で足踏みを30秒間ほど行います。メニエール病で片側の迷路障害がある場合は，病変側に体が回転していく現象が認められます。

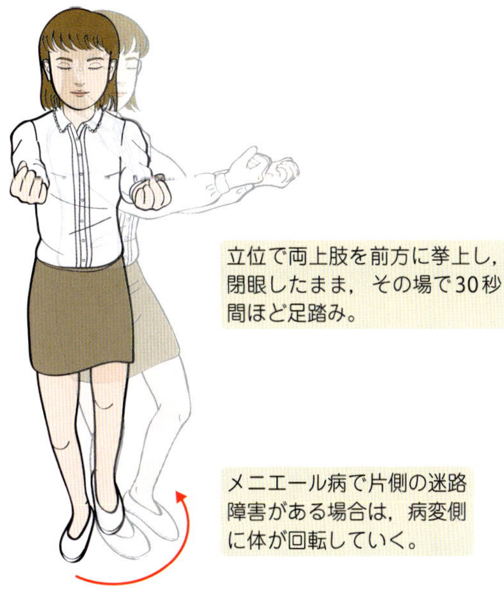
立位で両上肢を前方に挙上し，閉眼したまま，その場で30秒間ほど足踏み。
メニエール病で片側の迷路障害がある場合は，病変側に体が回転していく。

図17 ● 足踏み試験

Scene 1「どうぞおかけ下さい」

2 反応が悪い

First Impression どんなふうにおかしいと感じたか？	キーワード （考えられる神経徴候）	原因となる主な疾患
半身の手足をあまり動かしていない。	神経局在症状を伴った意識障害（☞ ❶ p35）	◉脳血管障害 ◉脳腫瘍 ◉慢性硬膜下血腫 ◉脳膿瘍
頭痛，嘔気を伴い進行性。	脳圧亢進もしくは髄膜刺激症状が示唆される意識障害（☞ ❷ p36）	◉くも膜下出血 ◉髄膜炎 ◉脳炎 ◉脳腫瘍 ◉脳膿瘍 ◉慢性硬膜下血腫
頭痛，発熱に行動異常を伴っている。	中枢感染症による意識障害（☞ ❸ p36）	◉髄膜炎 ◉脳炎
寒気，悪寒戦慄，発熱を伴った高齢者。	全身性炎症性疾患による意識障害（☞ ❹ p37）	◉全身感染症
熱がなく，半身の筋力低下もなさそうだが，ボーッとしている。 いつもと違う行動をとる。	神経局在症状を伴わない非炎症性の意識障害（☞ ❺ p37）	◉高血糖 ◉低血糖 ◉低酸素血症 ◉高炭酸ガス血症 ◉電解質異常 ◉薬物中毒 ◉高アンモニア血症 ◉慢性硬膜下血腫 ◉尿毒症 ◉非痙攣性てんかん ◉認知症 ◉うつ病 ◉甲状腺機能低下症 ◉神経梅毒

原因となる疾患は頻度順に並べている。赤字は緊急度が高い。

キーワード(考えられる神経徴候)と原因となる主な疾患

❶ 神経局在症状を伴った意識障害

▼問診・視診

Q1 「半身の手足をあまり動かしていない」「言葉は理解できるが，うまく話せない」「言葉の理解が悪く，ひたすらしゃべっている」「食事で左側のものを残す」「左半身をものによくぶつける」といった症状がみられるか？

半身の手足をあまり動かしていない場合は，一側の錐体路障害が示唆されます。

言葉は理解できるもののうまく話せない，言葉の理解が悪く，ひたすらしゃべっている場合は失語と考えられ，言語野のある左半球の障害です。食事で左側のものを残す，左半身をものによくぶつけるといった症状は半側空間無視を示唆し，右半球の障害です。

発症が時間を特定できるほど「突然」であるならば**脳血管障害**(脳梗塞や脳出血)を疑います。通常，下記で述べるような神経局在症状を伴いますが，前頭葉病変では反応の悪さのみで来院することもあります。数週間の経過で増悪するなら**脳腫瘍**，**慢性硬膜下血腫**，**脳膿瘍**などを疑います。

▼神経診察

E1 片麻痺

神経局在症状としての片麻痺は重要です。これがあれば鑑別診断はぐっと絞れます。

「力が入らない・立てない」(☞p146)を参照して下さい。

E2 深部腱反射

意識障害があって四肢の麻痺についてうまく診察できない場合，深部腱反射は重要な武器となります。左右差を確認します。「手足が痺れる」(☞p118，126)を参照して下さい。

E3 Babinski反射

Babinski反射が一側で陽性となれば，片麻痺に並んで神経局在症状を示す重要な根拠となります。「歩き方がおかしい」(☞p25)を参照して下さい。

E4 **失語，失認**

失語，失認があれば大脳皮質の障害が示唆されますので，この2つも神経局在症状を示す重要な根拠となります。失語については「話し方がおかしい」(☞p40)を，失認については「神経診察のABC」(☞p14)を参照して下さい。

❷ 脳圧亢進もしくは髄膜刺激症状が示唆される意識障害

▼問診

Q1 **頭痛，嘔気を伴い，進行性であるか？**

頭痛，嘔気は脳圧亢進もしくは髄膜刺激症状の可能性が出てきますので，急性なら**くも膜下出血**，**髄膜炎**，**脳炎**を疑います。くも膜下出血は通常頭痛を伴いますが，意識障害があると頭痛の病歴を本人からとれない場合があるので要注意です。亜急性なら錐体路障害や失語，失認を伴っていなくても**脳腫瘍**，**脳膿瘍**，**慢性硬膜下血腫**を疑います。

▼神経診察

E1 **eyeball tenderness，jolt accentuation，項部硬直**

3つの髄膜徴候を確認します。髄膜炎やくも膜下出血に比べて脳炎では髄膜への炎症の波及が少ないため，これらの徴候が陰性の場合もあることに注意が必要です。「頭が痛い」(☞p54，55)を参照して下さい。

E2 **眼底検査**

「頭が痛い」(☞p57)を参照して下さい。

❸ 中枢感染症による意識障害

▼問診

Q1 **「頭痛や発熱があり，朝からボーッとしている」「いつもの日課をしない」「仕事にミスが目立つ」などの行動異常を伴うか？**

急性の経過なら**化膿性髄膜炎**や**脳炎**，亜急性なら**結核性髄膜炎**や**真菌性髄膜炎**などを疑います。ただし，結核性髄膜炎，真菌性髄膜炎では，頭痛がはっきりせず食欲不振，嘔気，傾眠，自発性の低下などを主訴に来院することがあるため注意が必要です。

▼神経診察

E1 eyeball tenderness，jolt accentuation，項部硬直

本項「❷脳圧亢進もしくは髄膜刺激症状が示唆される意識障害」（☞p36）を参照して下さい。

❹全身性炎症性疾患による意識障害

▼問診

Q1 寒気，悪寒振戦，発熱を伴った高齢者か？

中枢感染症でなくても，高齢者の場合は肺炎，尿路感染症，胆道感染症などによる**全身感染症**でも意識障害をきたします。

▼身体診察

E1 バイタルサイン

SIRSを満たしているかどうか確認し，感染のフォーカスを理学所見で探します。

❺神経局在症状を伴わない非炎症性の意識障害

▼問診

Q1 「神経局在症状，発熱がないにもかかわらず，いつもの日課をしない」「いつもと違う行動をする」「ボーッとしている」などの行動異常がみられるか？

受診前日もしくは受診当日からの行動異常は，**高血糖**，**低酸素血症**，**高炭酸ガス血症**，**電解質異常**，**薬物中毒**，**高アンモニア血症**，**非痙攣性てんかん**を疑います。空腹時，特に早朝の行動異常を認める場合は**低血糖**を疑います。高齢者では骨粗鬆症対策で処方されている薬剤による高カルシウム血症，ニューキノロン系抗菌薬，シベンゾリンなどの副作用である低血糖も忘れずにおさえておく必要があります。

数日～数週間以上の経過なら**慢性硬膜下血腫**，**尿毒症**を疑います。慢性硬

膜下血腫では神経局在症状を示さないことがあるので要注意です。慢性硬膜下血腫の原因となる外傷歴は，数カ月前までさかのぼって問診する必要があります。慢性なら**認知症**，**うつ病**，**甲状腺機能低下症**，**神経梅毒**を疑います。寒がり，低体温，脱毛に加えて動作緩慢がある場合は，甲状腺機能低下症の存在を示唆します。認知症，うつ病は月単位の慢性の経過，神経梅毒，甲状腺機能低下症は数カ月以上前の発症にもかかわらず直近の数週間で進行する特徴があります。

▼**神経診察**

E1 羽ばたき振戦（図1）

患者さんに，両上肢を前方に挙上，両手首を背屈させてもらいます。力が抜けるように不規則に底屈と背屈を繰り返し，羽ばたくように見えるため，この名がついています。羽ばたき振戦がみられる場合，高アンモニア血症を疑います。

上肢のBarré徴候（☞p8）をみるとき，両手は背屈してもらい，ついでに診てしまうと便利です。

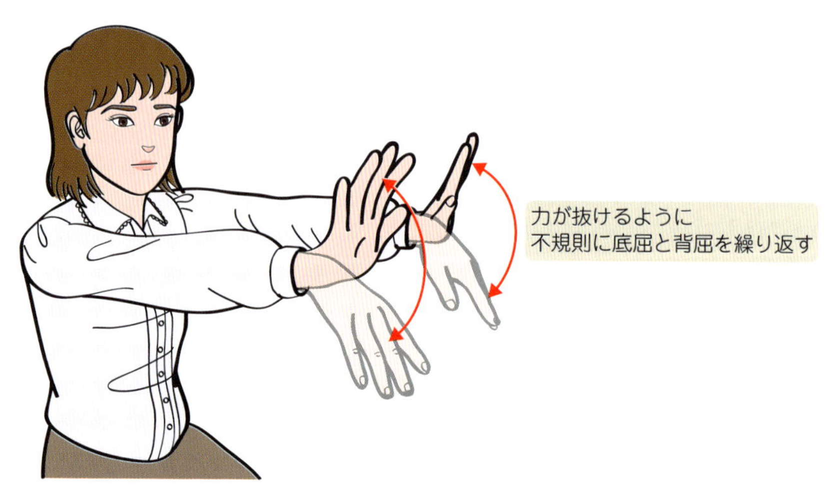

図1 ● 羽ばたき振戦

E2 手指の温かさ

意識障害をきたすほどに高炭酸ガス血症が進んでいれば，高炭酸ガスによる末梢血管拡張で手指が温かくなっています。

E3 アキレス腱反射の弛緩相遅延

膝を屈曲・外旋させ，足を軽く背屈させながら，アキレス腱をハンマーで叩きます。叩いた後，足が底屈するのがアキレス腱反射です（図 2a，動画 1）。この方法でアキレス腱反射が出ない場合は，足をもう一方の脚に乗せた状態でアキレス腱を叩きます（図 2b）。

アキレス腱反射の弛緩相遅延では，腓腹筋の収縮後の弛緩が遅れるため，背屈した足がゆっくりと元の位置に戻ります。これは甲状腺機能低下症に特異な神経徴候です。

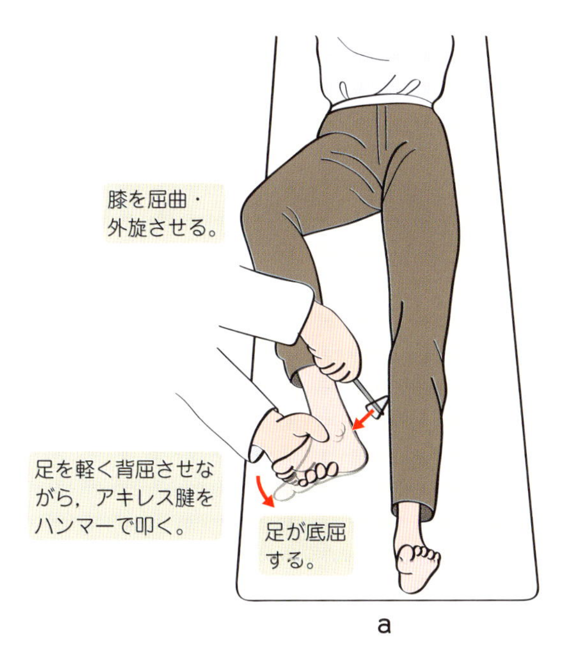

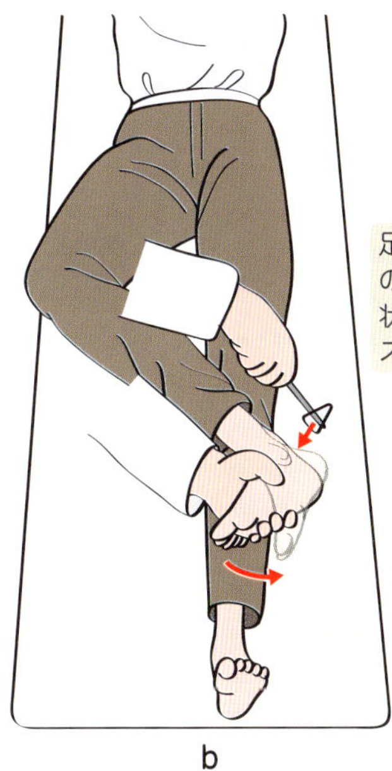

図 2 ● アキレス腱反射

Scene 1「どうぞおかけ下さい」

3 話し方がおかしい

First Impression どんなふうにおかしいと感じたか？	キーワード（考えられる神経徴候）	原因となる主な疾患
医師の言葉や指示が理解できない。	感覚性失語（☞ ❶ p41）	◉脳血管障害 ◉一過性脳虚血性発作 ◉慢性硬膜下血腫 ◉脳腫瘍　◉脳膿瘍 ◉てんかん
医師の言葉や指示を理解できるが，患者さんの言葉が聞き取りにくい。	構音障害（☞ ❷ p42）	◉脳血管障害 ◉慢性硬膜下血腫 ◉末梢性顔面神経麻痺（ベル麻痺） ◉パーキンソン病 ◉パーキンソン症候群 ◉脳腫瘍　◉脳膿瘍 ◉重症筋無力症 ◉ギランバレー症候群 ◉多発性硬化症／視神経脊髄炎 ◉脊髄小脳変性症
医師の言葉や指示を理解できるが，言葉そのものが出てこない。	運動性失語（☞ ❸ p43）	◉脳血管障害 ◉一過性脳虚血性発作 ◉慢性硬膜下血腫 ◉脳腫瘍　◉脳膿瘍 ◉てんかん

原因となる疾患は頻度順に並べている。赤字は緊急度が高い。

キーワード(考えられる神経徴候)と原因となる主な疾患

❶ 感覚性失語

▼問診

Q1 単語レベルの理解ができないか？　時計とペンなどを患者の目の前に出し，「時計はどれですか？」と質問した時，時計が選べるか？

これらは感覚性失語の特徴です。

原因疾患としては，「ある日のある時間から」など時間を特定できるくらいの突然発症なら**脳血管障害**や**てんかん**が疑われ，症状が一過性で24時間以内に寛解するようであれば，**一過性脳虚血性発作**もしくは**てんかん**が疑われます。

また，失名辞で始まり，錯語，全失語と段階的に進行する症状が数分以内でおさまり，その後，徐々に回復するなら，てんかん発作による失語と考えられます。一過性脳虚血性発作では，突然始まり，速やかに症状が消失することがてんかんとの鑑別点です。

右半身の筋力低下，左共同偏視を伴うなら左半球の皮質症状としての失語の可能性があり，**脳血管障害**，**脳腫瘍**，**脳膿瘍**，**慢性硬膜下血腫**などの中枢性疾患を考えます。

▼神経診察

E1 「時計はどれ？」

患者さんの目の前に時計，ペン，定規などを置き，「時計はどれですか？」と質問し，選んでもらいます（図1，動画1）。時計が選べなかったら単語理解の障害となり，感覚性失語の可能性があります。

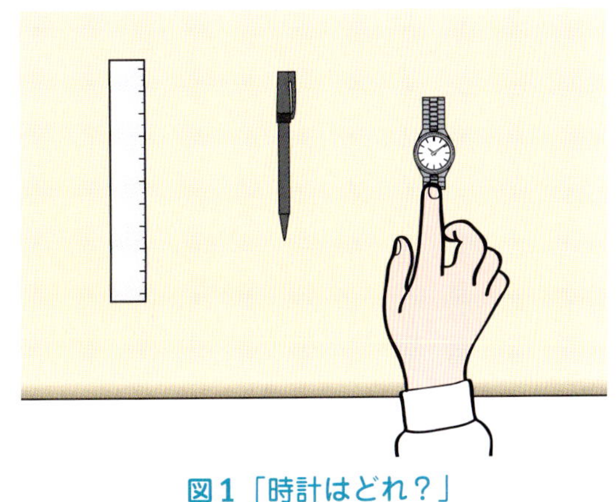

図1 「時計はどれ？」

❷ 構音障害

▼問診

Q1　言葉が聞き取りにくいが，書字は保たれている状態か？

これは構音障害の特徴です。

原因疾患としては，突然発症なら**脳血管障害**を，半身の筋力低下や共同偏視を伴うなら**脳血管障害**，**慢性硬膜下血腫**，**脳腫瘍**，**脳膿瘍**などの中枢性疾患を考えます。

四肢遠位の筋力低下が出現し，数日で球症状としての嚥下障害，構音障害が出現してきている場合，**ギランバレー症候群**を疑います。球症状の出現は呼吸筋麻痺が間近にせまっていることを意味するので，緊急対応が必要です。

視神経炎の既往歴があるなら**視神経脊髄炎**や**多発性硬化症**の可能性を考えます。朝は調子が良いのに夕方に増悪したり，会話を続けていると呂律が回らなくなるような易疲労性を示す場合は，**重症筋無力症**を疑います。多くは眼瞼下垂を伴います。構音障害に加え，嚥下障害も出現している場合は，重症筋無力症クリーゼが疑われ，急性に呼吸筋麻痺に陥る可能性があるため，緊急対応が必要です。

構音障害に加え，片方の眼が閉じられない場合は**末梢性顔面神経麻痺（ベル麻痺）**を疑います。動作緩慢，手指の震え，小刻み歩行などを伴うようなら**パーキンソン病**，**パーキンソン症候群**の可能性を考えます。また，慢性の経過，歩行時のふらつきを合併しているなら**脊髄小脳変性症**の可能性を考えます。

▼神経診察

E1　患者さんに「パタカ，パタカ，パタカ」と繰り返し発音してもらいます。

うまくできないようなら麻痺性構音障害の可能性が高くなります。

「パ」は口唇音と呼ばれ，口輪筋の麻痺症状として障害されます。末梢性顔面神経麻痺（ベル麻痺）では，後述する舌音の「タ」，口蓋音の「カ」は障害されず，口唇音である「パ」のみ障害されます。

「タ」は舌音であるため舌下神経の障害時に，「カ」は口蓋音であり舌咽，迷走神経の障害時にそれぞれ発音が不明瞭になります。

両側大脳半球病変，両側内包，両側放線冠の障害で仮性球麻痺が生じると，嚥下障害とともに構音障害を生じます。その場合は，声量も小さくなり，「パ・タ・カ」すべての語音が障害されます。

E2 **「るりもはりもてらせばひかる」（瑠璃も玻璃も照らせば光る）と繰り返し発音してもらいます。**

うまく言えないようなら運動失調性構音障害，錐体外路性構音障害の可能性が高まります。
話し言葉が酔っぱらっているように聞こえ，リズムが不安定で，声の強弱が音ごとに変化する場合は，小脳病変や脊髄小脳変性症を疑います。単調で抑揚に乏しく，小声で早くしゃべる場合はパーキンソン病やパーキンソン症候群を疑います。

E3 **読み・書きをしてもらいます。**

失語と構音障害を鑑別する場合は自分の名前や住所を書いてもらいます。書字をする手に麻痺がないことが前提ですが，多くの失語症で読み・書きの障害があるのに対し，構音障害では読み・書きは障害されません。

❸ 運動性失語

▼問診

Q1 **目の前のものを呼称できないか？ 「とけい（時計）」を発音できたとしても，滑らかではなく「と，け，い」と途切れていたり，「と，け〜い」のように音と音が間延びしてしまうか？**

その場合，運動性失語が疑われます。問診の内容は本項「❶感覚性失語」（☞p41）と同じです。

▼神経診察

E1 **「これは何？」**

患者さんの眼の前に時計を出して，それが何か答えてもらいます。「とけい」と答えられなかったら喚語困難となり，運動性失語を疑います。

E2 失構音

「とけい」を発音してもらうと,「と, け, い」とぶつ切れになったり,「とっけ, い」のように音と音の間が短くなったり,「と, け〜い」と音と音の間が間延びしたりする音の連結不全を失構音と言います。この失構音は構音障害で起こることがないため, 失構音があるなら運動性失語と言えます。

E3 音韻性錯語

「とけい」と発音してもらったときに,「たけい」「りけい」など音が入れ替わることを音韻性錯語と言います。音韻性錯誤は, 構音障害で起こることがないため, この徴候があった場合は, やはり運動性失語と判断できます。

Scene 1「どうぞおかけ下さい」

4 手が震える

First Impression どんなふうにおかしいと感じたか？	キーワード（考えられる神経徴候）	原因となる主な疾患
安静時に手が震える。	安静時振戦（☞ ❶ p46）	◉パーキンソン病 ◉パーキンソン症候群 ◉薬剤性
安静時に全身が震える。	全身の安静時振戦（☞ ❷ p47）	◉悪寒戦慄
安静時に手が不規則に震える。	安静時ミオクローヌス（☞ ❸ p47）	◉低血糖 ◉薬物中毒 ◉クロイツフェルト・ヤコブ病
姿勢時に手が規則的に細かく震える。	生理的振戦（☞ ❹ p48）	◉薬剤性 ◉甲状腺機能亢進症
姿勢時に手が規則的に大きく震える。	姿勢時振戦（☞ ❺ p49）	◉本態性振戦症
姿勢時に手が不規則に震える。	姿勢時ミオクローヌス（☞ ❻ p49）	◉Lance-Adams症候群
姿勢時に力が抜けるように手が不規則に震える。	羽ばたき振戦（☞ ❼ p50）	◉肝性脳症 ◉尿毒症 ◉薬剤性 ◉transient myoclonic state with asterixis

原因となる疾患は頻度順に並べている。赤字は緊急度が高い。

キーワード(考えられる神経徴候)  原因となる主な疾患

❶ 安静時振戦

▼問診・視診

Q1 安静時に規則的に手が震えるか？

これは安静時振戦の特徴です。
表情が乏しい，小声，動作が緩慢，歩行時に1歩目が出ない，小刻みに歩行する，歩行時の腕の振りが低下した，などの症状が伴う場合は，**パーキンソン病**もしくは**パーキンソン症候群**を疑います。パーキンソン病の場合は「ペンを持つ手」と呼ばれる肢位を取ることが多く，この肢位に振戦が出現するため「丸薬を丸めるような振戦」と呼ばれます（**図1**）。β刺激薬の服用歴がある場合は，**薬剤性**の振戦を考える必要があります。

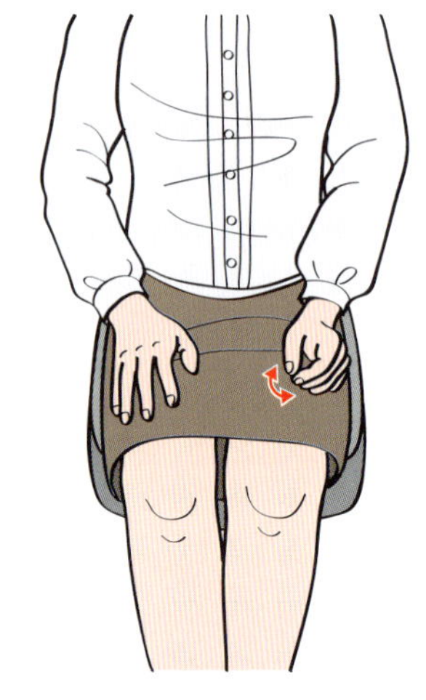

図1 ◉ 丸薬を丸めるような振戦

▼神経診察

E1 安静時振戦の確認

両手の手掌を下に向けて両大腿部の上に置いてもらい，不随意運動を観察します（**図1**）。この姿勢は上肢の屈筋と伸筋を弛緩できるため，振戦が出やすくなります。片側もしくは両側の手や指に屈筋・伸展，回内・回外など，関節運動を伴う規則的な震えが認められれば安静時振戦となります。

E2 歩行・暗算による振戦増強

パーキンソン病では歩行時に腕の振りは少ないにもかかわらず，歩行によって腕が垂れ，緊張が低下するため手や指の振戦が増強することが知られています。患者さんが診察室に入ってくるときや出て行くときに振戦に気づく場合もあります。また，暗算（100−7シリーズなど）負荷でも振戦が増強することが知られています。

E3 錐体外路症状の確認

手の震えを主訴に来院する疾患としてパーキンソン病，パーキンソン症候群をおさえておきたいので，振戦以外の錐体外路症状を診察します。「歩き方がおかしい」(☞p20～23)を参照して下さい。

❷ 全身の安静時振戦

▼問診

Q1 寒気を伴い，その後発熱を伴ってくる全身の振戦か？

その場合は**悪寒戦慄**と考えます。後述する生理的振戦(☞p48)に似た速い振戦であり，全身に出現するのが特徴です。その後，発熱が続きます。多くは尿路感染症，胆道系感染症，肺炎球菌肺炎，菌血症の始まりです。

▼身体診察

E1 バイタルサイン

SIRSを満たしているかどうか確認します。感染のフォーカスを理学所見で探します。

❸ 安静時ミオクローヌス

▼問診・視診

Q1 1つもしくは複数の筋が収縮し，関節の運動は伴わない「ピクピク」する動きか？

これは安静時ミオクローヌスの特徴です。早朝や食前など空腹時に筋肉がピクつくミオクローヌスが出現するようであれば，**低血糖**を疑います。リチウム，カルバマゼピン，フェニトイン，ジフェンヒドラミンなどの服用歴があれば，**薬物中毒**によるミオクローヌスを考えます。亜急性に進行する物忘れ，抑うつ，変形視などを伴っていれば**クロイツフェルト・ヤコブ病**を疑います。

▼神経診察

E1　安静時ミオクローヌス

関節の動きを伴わず，1つもしくは複数の筋が不規則に収縮し，「ピクピク」する運動がミオクローヌスです。全身のあらゆるところに出現しますが，それぞれ部位ごとにバラバラに筋収縮します。

④ 生理的振戦

▼問診・視診

Q1　姿勢保持をしたときにみられるわずかな細かい振戦か？

これは生理的振戦の特徴です。

生理的振戦が増強する例としては，**薬剤性**と**甲状腺機能亢進症**が知られています。不眠，いらいら，顔貌の変化の指摘，動悸，下痢，生理不順を伴っているなら甲状腺機能亢進症としてのバセドウ病を疑います。上記のバセドウ病様症状を伴うものの，顔貌の変化がなく前頸部痛を伴う場合は，亜急性甲状腺炎による甲状腺機能亢進症を疑います。

薬剤性としては，β刺激薬を投与中の振戦も日常診療でしばしば見受けられます。

▼神経診察

E1　生理的振戦の確認

そもそも軽度である生理的振戦は，患者さんに胸の前で両側の示指の先が触れるか触れないかくらい離した距離（数mm）に保持してもらうことで見やすくなります。この手技は「決闘者の肢位」（図2，動画1）として知られています。

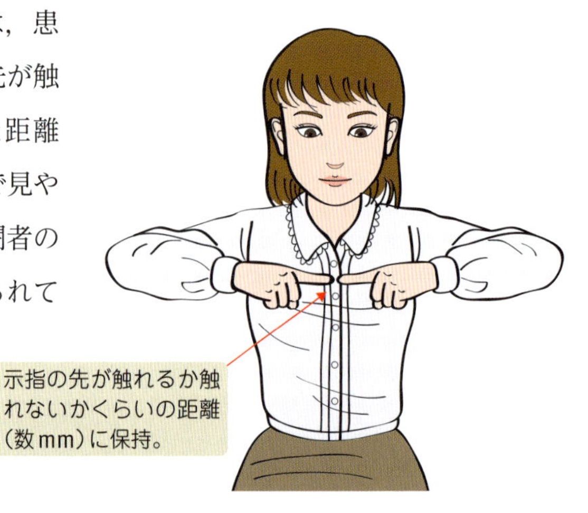
示指の先が触れるか触
れないかくらいの距離
（数mm）に保持。

図2 ◉ 決闘者の肢位

❺ 姿勢時振戦

▼問診・視診

Q1 **コップを持ったり書字の際などに上肢を保持したときや，運動時に震えるか？**

これは姿勢時振戦の特徴です。生理的振戦より振幅が大きく，速い振戦で，これがみられたら**本態性振戦症**を疑います。パーキンソン病と違って暗算負荷の影響は受けません。両側性で，頸に「イヤイヤ」をするような振戦が現れます。パーキンソン病でも頭部振戦が時にみられますが，安静時振戦であるため，臥位でも出現するのに対して，本態性振戦では安静でも消失します。声帯にも振戦が生じて声が震えることがあります。これは，声帯の運動に伴うものであるため，安静時振戦を呈するパーキンソン病では認められません。緊張により増強します。しばしば家族歴があります。

▼神経診察

E1 **姿勢時振戦の確認**

両上肢を前方に挙上してもらい，「グー・チョキ・パー」の「パー」のように指を広げるようにして手，手指の震えをみます。
軽度の姿勢時振戦をみるには，「決闘者の肢位」(☞p48，図2)が有効です。

❻ 姿勢時ミオクローヌス

▼問診・視診

Q1 **姿勢時や，何か動作を行おうとすると誘発される不規則な手の震えか？**

これらは姿勢時ミオクローヌスの特徴です。主な原因疾患としては，低酸素脳症からの回復後の**Lance-Adams症候群**が知られています。

▼神経診察

E1 **姿勢時ミオクローヌスの神経診察**

両上肢を前方に挙上してもらい，「グー・チョキ・パー」の「パー」のように指を広げるようにして手，手指の震えをみます。

❼ 羽ばたき振戦

▼問診・視診

Q1 **筋収縮の中断により，両上肢を挙上し両手首を背屈すると力が抜け，続いて元の位置に戻そうと背屈する運動を繰り返しているか？**

これは羽ばたき振戦の特徴です（図3）。肝硬変，CKDの既往があるなら，**肝性脳症**，**尿毒症**による羽ばたき振戦の可能性が出てきます。

薬剤性としては，バルプロ酸中毒で羽ばたき振戦が出現します。

高齢者が数日で軽快する震えを繰り返しているならtransient myoclonic state with asterixisを疑います。その場合は原因不明で，頸部や上肢に運動で増強するミオクローヌスを認め，同時に羽ばたき振戦も合併しています。8時間ほどで後遺症なく軽快しますが，再発を繰り返します。クロナゼパムが効果を示します。

▼神経診察

E1 **羽ばたき振戦の確認**

患者さんに，両上肢を前方に挙上し両手首を背屈させてもらいます。力が抜けるように不規則に底屈と背屈を繰り返し，羽ばたくように見えるため，この名がついています（図3）。

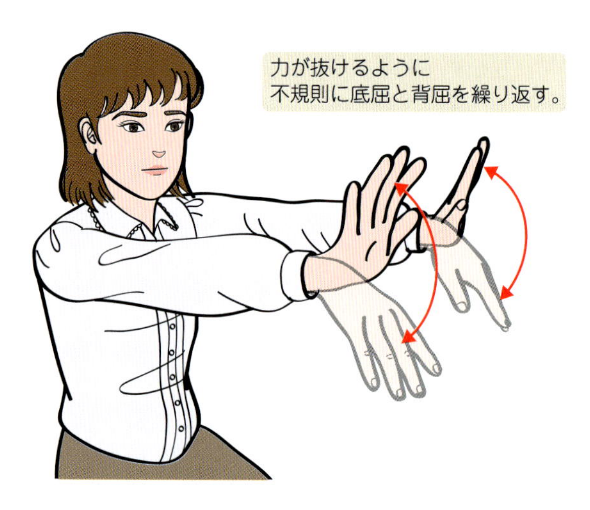

図3 ◉ 羽ばたき振戦

Scene 2「どうされましたか？」

1 頭が痛い

「頭が痛い」へのアプローチ

▶ 病歴において下記「SNOOPE」の頭文字が表す症状が1つでも当てはまれば，二次性頭痛を鑑別に入れます。

Systemic symptoms：全身症状（発熱，体重減少，筋痛，顔面の紅潮）がある。

Systemic disease：全身性疾患（悪性腫瘍，コントロール不良の糖尿病，肝硬変，免疫不全などの既往歴）がある。

Neurologic symptoms：神経局在症状（意識障害を含む）がある。

Onset abrupt：秒単位の突然発症だった。

Older：40歳以上の新規発症

Pattern change：以前とは異なる頭痛（頻度，持続，性状，重症度）

Exertion：運動中に発症したか？

Exacerbation：増悪傾向

そのほか，「頭部外傷がある」場合は二次性頭痛の可能性を考える必要があります。

First Impression どんなふうにおかしいと感じたか？	キーワード（考えられる神経徴候）	原因となる主な疾患
Systemic symptoms：全身症状（発熱，体重減少，筋痛，顔面の紅潮）がある頭痛。	二次性頭痛（☞ ❶ p53）	◉全身感染症に伴う頭痛 ◉急性副鼻腔炎 ◉髄膜炎 ◉側頭動脈炎 ◉脳膿瘍 ◉CO中毒

Systemic disease：全身性疾患（悪性腫瘍，コントロール不良の糖尿病，肝硬変，免疫不全の背景）がある頭痛。	二次性頭痛（☞ ❷ p56）	◉転移性脳腫瘍 ◉髄膜炎
Neurological：意識障害を含む神経局在症状がある頭痛。	二次性頭痛（☞ ❸ p57）	◉転移性脳腫瘍 ◉脳出血・脳梗塞 ◉くも膜下出血 ◉脳動静脈奇形 ◉椎骨動脈解離 ◉脳腫瘍 ◉高血圧性脳症
Onset abrupt：秒単位の突然発症の頭痛。	二次性頭痛（☞ ❹ p58）	◉くも膜下出血 ◉緑内障 ◉椎骨動脈解離 ◉低髄圧症候群 ◉可逆性脳血管攣縮症候群（RCVS） ◉可逆性後白質脳症症候群 ◉下垂体卒中 ◉脳動静脈奇形からの出血
Exertion：運動中に発症した頭痛。	二次性頭痛（☞ ❺ p60）	◉椎骨動脈解離
頭部外傷後の頭痛。	二次性頭痛（☞ ❻ p61）	◉慢性硬膜下血腫 ◉急性硬膜外血腫 ◉急性硬膜下血腫
2秒以内の間欠的な後頭部痛。	神経痛（☞ ❼ p61）	◉大後頭神経痛
上記のいずれの項目も満たさない頭痛。	一次性頭痛（☞ ❽ p61）	◉筋緊張型頭痛 ◉片頭痛 ◉群発頭痛 ◉薬物乱用頭痛 ◉そのほかの一次性頭痛

原因となる疾患は頻度順に並べている。赤字は緊急度が高い。

キーワード（考えられる神経徴候）と原因となる主な疾患

❶ 二次性頭痛─全身症状がある頭痛

▼全身感染症に伴う頭痛の問診

Q1　発熱時に出現し，解熱すると軽快するか？

全身感染症に伴う頭痛の場合は，白血球から放出されるサイトカインが視床下部を刺激し，痛みの感度を上げることも一因とされています。ウイルス感染の随伴症状として起こることが多く，患者さんはしばしば「気がついたら痛かった」と訴えます。症状は頭重感から拍動性の痛みまで様々で，これらは発熱とともに認められます。上気道症炎に伴うことが多く，細菌性感染ではあまり訴えません。

▼神経診察

E1　全身の理学所見

感染のフォーカスを探します。

▼急性副鼻腔炎の問診

Q1　上気道炎が先行した後，前屈で悪化するか？

上気道炎が先行した後，前屈で悪化し，前頭部に重い感じがあり，片側で膿性鼻汁を伴うなら，前頭洞の**急性副鼻腔炎**を疑います。篩骨洞炎では頭頂，蝶形骨洞炎では眼の奥が痛いと感じるが，時に後頭部にも痛みが生じることがあります。

▼神経診察

E1　頬部の圧痛（図1）

頬部を叩くのでなく，指圧をするように「ぐーっ」と押したときに痛みを感じるかどうか確認します。痛みを感じたら上顎洞の急性副鼻腔炎の可能性が出てきます。

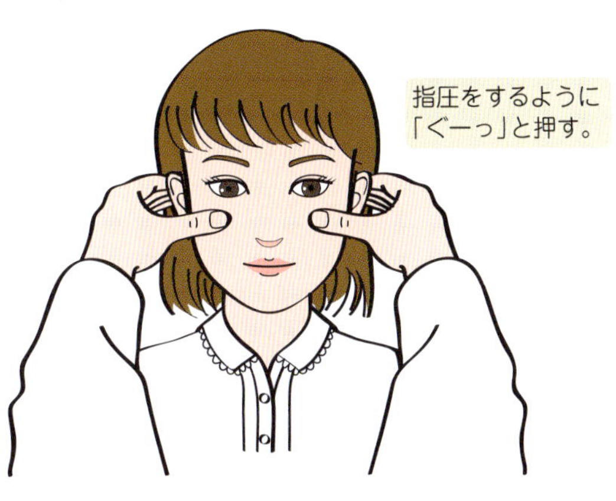

図1 ◉ 頬部の圧痛

▼髄膜炎の問診

Q1 **発熱と嘔気を伴う頭痛で，熱がおさまっているときも激しい頭痛が続いているか？**

この場合，**髄膜炎**を疑います。髄膜炎に伴う頭痛は，全身感染症の発熱に伴う頭痛と違って常に痛みがあります。ウイルス性髄膜炎は数時間で進行する例が多く，急速に意識障害に陥る症例もあります。結核性や真菌性では10日間前後かけて亜急性に進行します。

▼神経所見

E1 **eyeball tenderness，jolt accentuation**

髄膜徴候のうち，後述する項部硬直は，下顎が胸につかなかったり疼痛を訴える場合に陽性としますが，抵抗があるかどうかを判別するのは難しいものです。特にウイルス性髄膜炎では，頸部を前屈すると最初は抵抗がなく，途中からやっと軽い抵抗を感じることがあります。

その点，eyeball tendernessとjolt accentuationは，判定が簡単で坐位のままできる点が魅力です。eyeball tenderness（図2，動画1）は，患者さんに閉眼してもらって両眼を優しく圧迫し，眼痛を訴えるかどうか確認します。jolt accentuation（図3，動画2）は，患者さんに頭部を「ブルブルッ」と素早く数回振ってもらい，頭痛が増強するかどうか確認します。両方とも陽性なら髄膜炎の可能性が高くなります。jolt accentuationが陰性なら髄膜炎の可能性は低くなります。

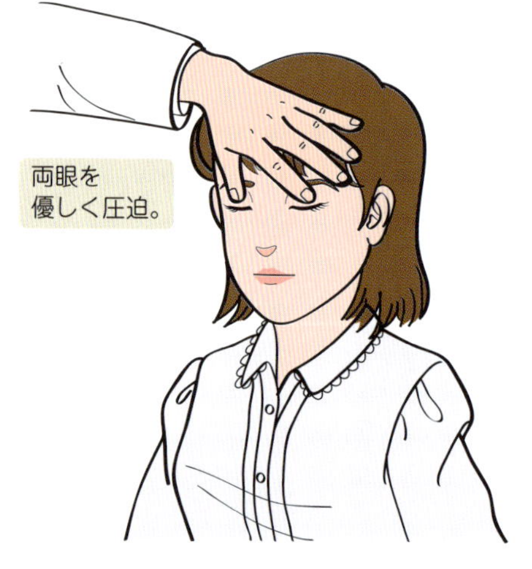

図2 ● eyeball tenderness

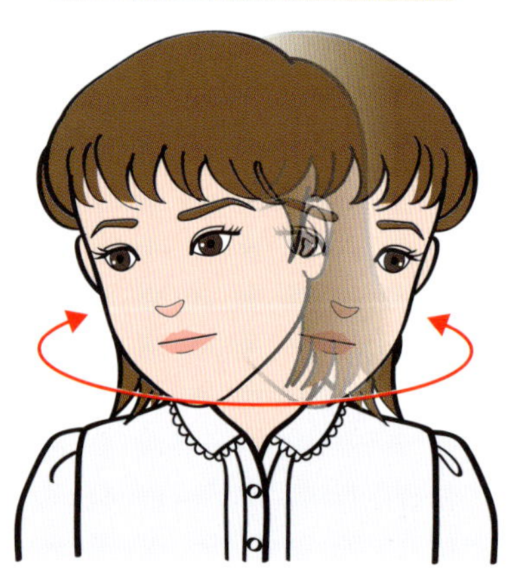

図3 ● jolt accentuation

E2　項部硬直（図4，動画3）

先述の通り，慣れるまではやや難易度の高い検査です。仰臥位で枕を外して行います。患者さんの後頭部に両手を当てて，頸部を前屈させ，その抵抗を確認します。下顎が胸につかない場合，疼痛を訴える場合，項部に抵抗を感じる場合は陽性です。頸部は前屈したときには抵抗があり，回旋したときには抵抗がないことを利用すると，頸部の硬直を感じやすくなります。陽性の場合は髄膜炎の可能性が高くなります。

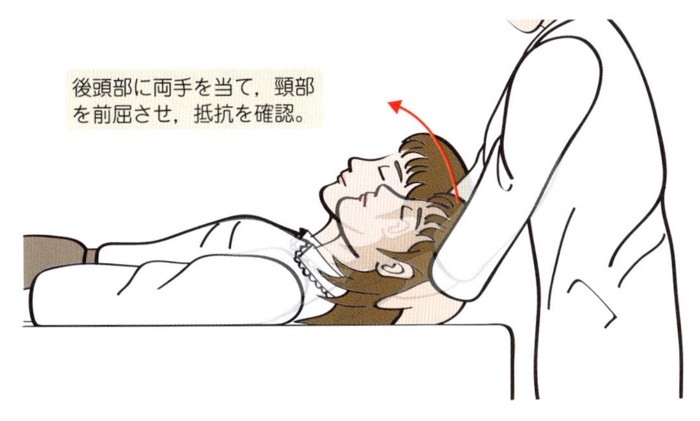

図4 ● 項部硬直

▼側頭動脈炎の問診

Q1　高齢者で，発熱，朝のこわばり，筋痛，顎跛行があるか，髪をとかすときに痛いか？

その場合，**側頭動脈炎**を疑います。発症日時が特定でき，拍動性の痛みで，徐々に悪化し，寛解と増悪を繰り返すのが特徴です。逆起立性頭痛と言い，臥位での点滴中増悪することがあります。側頭動脈に圧痛があるため，整髪時に痛みを訴えることがあります。

▼神経診察

E1　側頭動脈の触診

触診により，側頭部の浅側頭動脈の圧痛があるかどうか確認します（図5）。

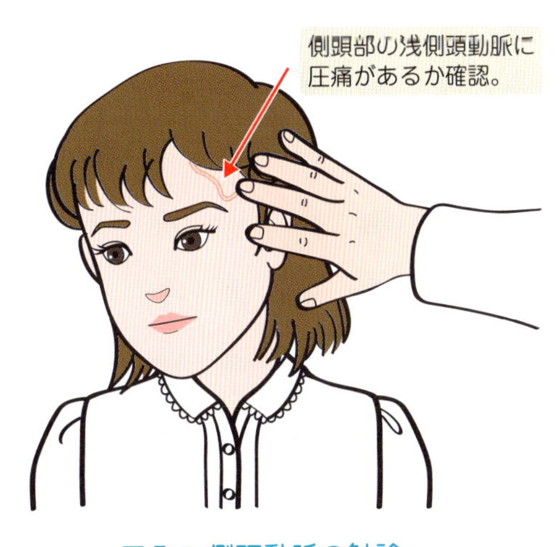

図5 ● 側頭動脈の触診

▼脳膿瘍の問診

Q1 神経局在徴候に発熱を伴っているか？

その場合，**脳膿瘍**を疑います。症状を自覚して10日ほど経過してから増悪傾向を自覚し，受診する場合がほとんどです。発熱の合併は50%程度ですので，発熱がないというだけでは脳膿瘍を否定できません。

▼CO中毒の問診

Q1 火事からの搬送，密閉した部屋で石油ストーブを使用した後の頭痛か？

その場合，**CO中毒**を疑います。嘔気・嘔吐を頭痛と同時に生じますが，初診時に半数が見逃されているとされています。

▼神経診察

E1 顔面の紅潮

顔面の紅潮はCO中毒患者で知られていますが，実際にみられることは稀です。

❷二次性頭痛―悪性腫瘍，コントロール不良の糖尿病，肝硬変，免疫不全の背景がある頭痛

▼転移性脳腫瘍の問診

Q1 神経局在症状が亜急性に進行し，時に記銘力障害や人格変化を伴い，全身倦怠感，体重減少，食欲不振，発熱などの全身症状があるか？

その場合，**転移性脳腫瘍**を疑います。全身倦怠感，体重減少，食欲不振，発熱などの合併は，原発性脳腫瘍より転移性脳腫瘍を示唆します。頭蓋内占拠性病変による頭痛は，臥位により増悪します。

頭全体の痛みで，数分間で急速に悪化し，30分間ほどの発作的な頭痛を1日に1回以上経験し，就寝後1時間ほど経過した熟眠時に頭痛で覚醒することもあります。早朝，頭痛で覚醒するような場合も頭蓋内占拠性病変による頭痛を疑わせます。頭蓋内圧亢進が持続すると頭痛も持続性になりま

す。早期は数分で消失しますが，しだいに持続するようになり朝以外も頭痛を自覚するようになります。しゃがんだり，いきみ，咳で増強することが知られています。

▼神経診察

E1　眼底検査

眼底鏡が手元にあればぜひ試みたい検査です。通常は乳頭に入り込む静脈が，脈拍と同期して拍動するのが認められます。脳圧亢進症の急性期だとこの拍動が消失します。ただし，健常人でも消失している人がみられるため，拍動がないから脳圧亢進症であると判断するより，「拍動があるので脳圧は亢進していない」と考えるべきでしょう。慢性的な脳圧亢進症となれば，有名なうっ血乳頭が認められます。

▼髄膜炎の問診

本項「❶二次性頭痛─全身症状がある頭痛」(☞p53)を参照して下さい。

❸二次性頭痛─意識障害を含む神経局在症状がある頭痛

▼転移性脳腫瘍の問診

本項「❷二次性頭痛─悪性腫瘍，コントロール不良の糖尿病，肝硬変，免疫不全の背景がある頭痛」(☞p56)を参照して下さい。

▼脳出血・脳梗塞の問診

Q1　突然発症で神経局在症状を伴っているか？

その場合，**脳出血**や**脳梗塞**を疑います。脳梗塞による頭痛は頻度が少なく，多くは脳出血です。

▼神経診察

「力が入らない・立てない」(☞p146)を参照して下さい。

▼くも膜下出血，脳動静脈奇形の問診

本項「❹二次性頭痛─秒単位の突然発症の頭痛」(☞p58)を参照して下さい。

▼椎骨動脈解離の問診

本項「❺二次性頭痛—運動中に発症した頭痛」(☞p60)を参照して下さい。

▼脳腫瘍の問診

本項「❷二次性頭痛—悪性腫瘍，コントロール不良の糖尿病，肝硬変，免疫不全の背景がある頭痛」(☞p56)を参照して下さい。

▼高血圧性脳症の問診

Q1	血圧上昇と一致して頭痛が起こり，頭部全体の拍動性の痛みで，労作で増悪し，意識レベルの低下，視覚異常を伴うか？

その場合，**高血圧性脳症**を疑います。①拡張期血圧135～165mmHgの悪性高血圧，②激しい頭痛，嘔吐，③視覚障害を伴い意識障害を呈する，④乳頭浮腫などの眼底所見，のすべてを満たすものが厳密に言う高血圧性脳症とされています。

▼神経診察

E1	眼底検査

本項「転移性脳腫瘍の問診」(☞p56)を参照して下さい。

❹二次性頭痛—秒単位の突然発症の頭痛

▼くも膜下出血，脳動静脈奇形，可逆性脳血管攣縮症候群(RCVS)，下垂体卒中，低髄圧症候群，可逆性後白質脳症症候群，椎骨動脈解離の問診

Q1	秒単位の突然発症か？

患者さんが「ハンマーで殴られたような痛み」と表現する場合は，**くも膜下出血**や**脳動静脈奇形からの出血**を疑います。

くも膜下出血の頭痛は，突然発症した後1～3分でピークに達します。神経学的異常がなく，1時間以内にピークに達した頭痛で，「収縮期血圧が160mmHg以上」「救急車で搬送」「年齢が45～55歳」「頸部の痛みもしくは硬直の訴え」の4つのうち，どれも満たさなければ，くも膜下出血を感度100%で否定できるとする報告があります[1]。

動脈瘤の場合は，破裂する数週間以内に12時間程度持続する「雷に打たれ

たような」頭痛が先行する場合がありますので，来院からさかのぼって頭痛の病歴を聴取することも有用です。

ヘモグロビン10mg/dL以下の貧血があると出血が脳実質と等吸収域になってしまうため，CT読影が困難になります。脳動静脈奇形からの出血の場合は，同じ部位に繰り返し起こる頭痛が先行し，自然寛解を繰り返すことがあるため，片頭痛と診断されていることがあります。

可逆性脳血管攣縮症候群(RCVS)はくも膜下出血と区別が困難なほど突然起こる頭痛を呈しますが，入浴中の発症が多いことが知られています。

分娩後に視力低下や半盲を伴って発症した場合は，**下垂体卒中**を疑います。

低髄圧症候群も14%が突然発症で，坐位・立位になると15分以内に増悪し，臥位になると15分ほどで軽快します。非拍動性で耳鳴り，聴力低下，嘔気を伴います。

可逆性後白質脳症症候群も突然に発症することがあり，嘔気・嘔吐を伴い1分以内にピークとなる両側性の頭痛を呈します。高頻度で高血圧や細胞毒性薬剤が原因となります。

椎骨動脈解離は「❺二次性頭痛―運動中に発症した頭痛」(☞p60)を参照して下さい。

▼神経所見

E1 髄膜徴候

くも膜下出血では髄膜徴候が出現します。本項「髄膜炎の問診」(☞p54)を参照して下さい。

E2 半 盲

下垂体卒中で認められます。「眼が見えにくい」(☞p95)を参照して下さい。

▼緑内障の問診

Q1 眼のかすみや視野障害を伴うか?

夕方～夜や暗い場所での細かい作業中に，眼の重い感じが痛みとなり，それが患側の破裂するような痛みとなり，嘔吐を繰り返し，視野障害が進行するなら，**緑内障**を疑います。頭痛は数分でピークに達し，眼圧が解除されるまで持続します。総合感冒薬(抗コリン成分が含有されていることがある）の使用が誘引となることもあります。

▼身体所見

E1　ペンライト法

角膜の耳側から水平にペンライトの光を当てます。隅角が正常なら虹彩全体が光で照らされますが，狭隅角だと眼圧で虹彩が盛り上がり，鼻側に影を引きます（図6）。

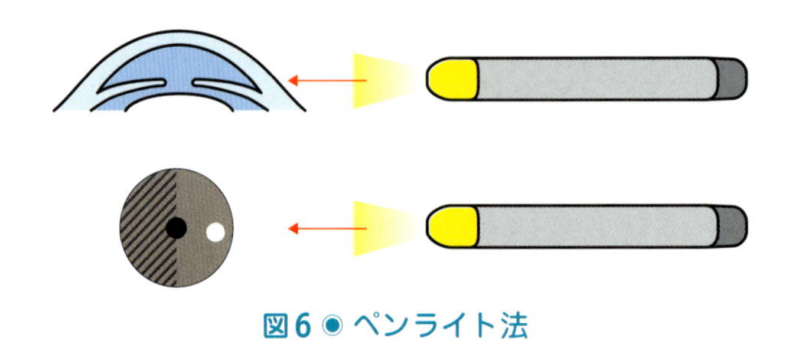

図6◉ペンライト法

❺二次性頭痛―運動中に発症した頭痛

▼椎骨動脈解離の問診

Q1　ゴルフ，テニスなどの運動後，一側の後頸部痛の後にめまいやふらつきが出現しているか？

その場合，**椎骨動脈解離**を疑います。脳梗塞を合併すると，後頸部痛の自覚後，4日でめまい，ふらつきなどの神経症状を発症します。頸を捻っても痛みが誘発されないことが，筋骨格系の痛みとの鑑別点です。

▼神経診察

E1　Horner徴候（図7）

延髄外側の梗塞を伴うと，Horner徴候をしばしば合併します。Horner徴候は，縮瞳，眼裂狭小，眼球陥凹からなります。眼裂狭小は瞳孔に上眼瞼がかからず，下眼瞼が挙上していることが眼瞼下垂との鑑別点です。瞳孔が遮られていないため，患者さんは視野の異常を自覚しません。眼裂の左右差を常に意識しておくことが重要です。中枢性では，病変側の発汗の低下は起こりません。

椎骨動脈解離では延髄外側症候群（Wallenberg症候群）をきたすことが

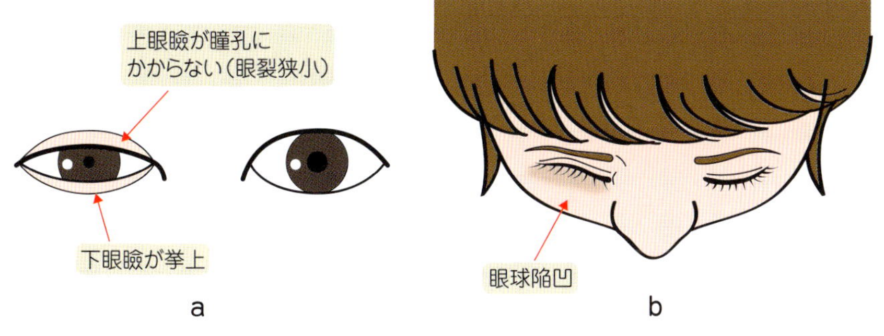

図7 ● Horner徴候

多く，延髄外側を走行する交感神経下行路の障害によってHorner徴候をきたします。

❻ 二次性頭痛 ― 頭部外傷後の頭痛

▼ 外傷性頭痛の問診

Q1 頭部外傷の病歴があるか？

外傷後，数時間かけて徐々に進行する緊張型頭痛様の頭痛は，**急性硬膜下血腫**，**急性硬膜外血腫**を疑います。転倒，交通事故，頭部打撲の既往があるものの，直後には問題がなく，数カ月後に発症する頭痛であれば**慢性硬膜下血腫**を疑います。

❼ 神経痛

▼ 大後頭神経痛の問診

Q1 「ズキン」とする2秒以内の間欠痛が後頭部に出現するか？

髪をとかしたり，頸を動かしたときに，後頭部に刺すような痛みが片側に出現する場合は**大後頭神経痛**を疑います。

❽ 一次性頭痛

▼ 問診

Q1 SNOOPE（☞p51）のいずれの項目にも当てはまらず，頭部外傷の既往がない頭痛か？

その場合，一次性頭痛を疑います。各頭痛に関する問診は以下の通りです。

▼筋緊張型頭痛の問診

Q1 **夕方に発症し，うつむき姿勢の持続で増悪，締めつけられるような，もしくは張るような痛みか？**

その場合，**筋緊張型頭痛**を疑います。数日間～数カ月間持続します。しばしば浮動性めまいを合併します。

▼片頭痛の問診

E1 **「POUNDing」に該当するか？**

Pulsatile quality（拍動性）
4～72 hOurs（4～72時間の持続）
Unilateral location（片側性）
Nausea（悪心）
Disabling intensity（生活支障度が高い）

4項目以上の該当で有意に**片頭痛**と言えます。N（Nausea）とD（Disabling intensity）は必須とも言える項目です。
「POUNDing」以外では，光過敏も片頭痛に対して特異度の高い病歴です。

▼群発頭痛の問診

E1 **数分以内の発症で，眼痛，流涙，鼻漏，鼻閉，縮瞳，眼瞼下垂などを伴うか？**

その場合，**群発頭痛**を疑います。中年男性に多く発症します。拍動性の一側の痛みで，2時間ほどで自然寛解します。発作はほぼ毎日で1カ月間以上続き，寛解期間は数カ月～数年間で，その後再び発作が襲ってきます。入眠数時間後に頭痛で覚醒することもあります。

▼薬物乱用頭痛の問診

Q1 **一次性頭痛があり，頭痛薬を少なくとも1カ月間に10日以上使用しているか？**

その場合，**薬物乱用頭痛**を疑います。起床時に多く，頭痛薬で一時痛みが頓挫しますが，その後再び痛みが出現します。頭痛薬を2カ月間以上中止して改善すれば確定します。

▼そのほかの一次性頭痛の問診

Q1　労作中，もしくは労作後のみに繰り返し発症するか？

その場合，**一次性労作性頭痛**を疑います。あらゆるスポーツ，性交などが誘発因子とされています。発作は15分間～数日間にまで及びますが，自然軽快します。二次性頭痛の除外が必要です。

Q2　トイレで下を向いていきんだときなどに発症したか？

その場合，**急性緊張型頭痛**を疑います。後頭下に突然「ガーン」という激しい拍動性の頭痛をきたします。後頭下の腱付着部の肉離れと言われていますので後頭下部に圧痛点があるのが特徴です。

Q3　高血圧の既往があり，収縮期血圧が200mmHg以上，もしくは拡張期血圧が110mmHg以上か？

その場合，**高血圧に伴う頭痛**を疑います。収縮期血圧が200mmHg以上なら両側頭部が「ガンガン」する痛みとなり，拡張期血圧が110mmHgを超えると後頭部に板を張ったような痛みになります。血圧が低下すると1時間以内に頭痛が消失し，間欠的である点が特徴です。神経局在症状や意識障害がないことが高血圧性脳症との鑑別点です。

Q4　アイスクリームを食べた後に起きた頭痛か？

その場合は**アイスクリーム頭痛**を疑います。前頭部に「ガーン」とした痛みをきたします。咽頭部の奥の内頸動脈が冷やされ，血管が収縮するためとされています。

Q5　白ワインを飲んだときに起きた頭痛か？

白ワインの樽の消毒に使用されるソルビン酸が原因とされる，両側の拍動性頭痛です。

◉文献

1) Perry JJ, et al:High risk clinical characteristics for subarachnoid haemorrhage in patients with acute headache:prospective cohort study. BMJ. 2010;341:c5204.

2 痙攣が起きる

「痙攣が起きる」へのアプローチ

- 病歴は患者さん本人からの聴取が困難なことが多いため，家人や近くにいた人からの目撃情報が重要です。
- 不随意運動の場合は，診察時に出現していることがあるため観察が可能です。

First Impression どんなふうにおかしいと感じたか？	キーワード（考えられる神経徴候）	原因となる主な疾患
顔面が痙攣する。	顔面痙攣，眼瞼痙攣（☞ ❶ p65）	◉末梢性顔面神経麻痺（ベル麻痺）の後遺症 ◉聴神経腫瘍 ◉蛇行血管による顔面神経の圧迫
発作中のことを覚えていて，痙攣している肢を随意に動かせる。	心因性発作（☞ ❷ p66） 不随意運動（☞ ❸ p66） 悪寒戦慄（☞ ❹ p66） 周期性四肢運動障害（☞ ❺ p67）	
発作中のことを覚えていて，痙攣している肢を随意に動かせない。	単純部分発作（☞ ❻ p67）	（症候性の場合） ◉脳血管障害 ◉脳挫傷 ◉脳手術後の遅発性痙攣 ◉転移性脳腫瘍による症候性単純部分発作 ◉糖尿病による高浸透圧に伴う部分発作

意識がなく手足が痙攣しているが，痙攣後に朦朧状態がなく，顔面が蒼白で，失禁がない。	痙攣性失神（☞ ❼ p68）	
意識がなく手足が痙攣し，痙攣後に朦朧状態があり，顔面はチアノーゼで，失禁がある。	単純部分発作の全般化（☞ ❽ p68） 全般性硬直間代発作（☞ ❾ p69）	（症候性の場合） ◉脳血管障害 ◉脳挫傷 ◉脳手術後の遅発性痙攣 ◉低血糖 ◉アルコール離断 ◉ビタミンB_1欠乏症 ◉薬剤性 ◉ベンゾジアゼピン系抗不安薬の離断 ◉急性脳炎 ◉脳静脈洞血栓症 ◉銀杏大量摂取によるビタミンB_6欠乏症

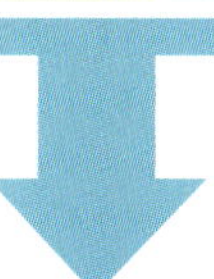

原因となる疾患は頻度順に並べている。赤字は緊急度が高い。

キーワード（考えられる神経徴候）と原因となる主な疾患

❶ 顔面痙攣，眼瞼痙攣

▼問診・視診

Q1 顔面の一側が不規則に，不随意に収縮しているか？

顔面一側に痙攣が起きていれば片側顔面痙攣，両側眼瞼に不随意な痙攣が起きていれば眼瞼痙攣とされます。片側顔面痙攣は，**末梢性顔面神経麻痺（ベル麻痺）の後遺症**，**聴神経腫瘍**，**蛇行血管による顔面神経の圧迫**などが原因となりえますが，多くは原因不明です。

▼神経所見

E1 顔面神経麻痺

顔面神経への障害がないか診察します。「顔が痺れる」（☞ p98）を参照して下さい。

❷ 心因性発作

▼問診・視診

Q1 **上肢と下肢をバラバラにバタバタさせ，腰を前方に振るような動きや，首を左右に振るような動きか？**

その場合，**心因性発作**を疑います。てんかん発作では，間代性のバタバタした動きは四肢が同期しており，首も一方への頭部回転とされています。

▼神経診察

非発作時には神経学的異常はありません。

❸ 不随意運動

▼問診・視診

Q1 **痙攣しているように見えるが，数時間単位で持続しているか？**

パーキンソン病にみられる急性増悪や激しい振戦は，痙攣と見間違われることがあります。意識が保たれ，指示動作が可能なことがてんかん発作との鑑別点です。

▼神経診察

E1 **不随意運動の確認**

「手が震える」(☞p46) を参照して下さい。

❹ 悪寒戦慄

▼問診・視診

Q1 **体全身が震えていて寒さを感じ，震えが止まる頃に熱感，発熱をきたしたか？**

その場合，感染症による**悪寒戦慄**と考えます。

▼身体診察

E1 **バイタルサイン**

SIRSを満たしているかどうか確認します。感染のフォーカスを理学所見で探します。

❺ 周期性四肢運動障害

▼問診

Q1 **寝入りばなに，一側もしくは両側の下肢に足首，膝，股関節の屈曲する不随意運動が20秒間隔で数分～数時間持続しているか？**

これはむずむず脚症候群に多くみられる現象で，**周期性四肢運動障害**と呼ばれ，脊髄路の脱抑制による不随意運動とされています。

▼神経診察

非発作時には神経学的異常はありません。

❻ 単純部分発作

▼問診・視診

Q1 **発作的に，上肢もしくは上肢と同側の顔面の律動的痙攣が数秒間～数分間続くか？**

これは単純部分発作の特徴です。前頭葉の一次運動皮質に焦点があり，二次性に全般化する場合もあります。

症候性単純部分発作の原因として**脳血管障害**や**脳挫傷**を，**脳手術後**なら**遅発性痙攣**を疑います。脳梗塞後の遅発性痙攣は発症後半年～2年以内に発症するとされています。65歳以上の高齢発症の初発のてんかん発作で画像上異常がない場合，脳の虚血の可能性を考える必要があり，さらに65歳以上の初発のてんかん発作自体が脳梗塞のリスクファクターと言われています。

悪性腫瘍の既往があれば，**転移性脳腫瘍による症候性単純部分発作**を疑います。稀ですが，**糖尿病による高浸透圧に伴う部分発作**も知られています。

▼神経診察

E1 **神経局在症状**

脳血管障害，脳挫傷，脳手術後の遅発性痙攣，転移性脳腫瘍が症候性単純部分発作の原因の場合は，非発作期に片麻痺，失語，失認，半盲などの大脳皮質の障害を示唆する神経所見を認める場合があります。

片麻痺は「力が入らない・立てない」(☞p146)，失語は「話し方がおかしい」

（☞p40），失認は「神経診察のABC」（☞p14），半盲は「眼が見えにくい」（☞p95）を参照して下さい。

❼ 痙攣性失神

▼問診

Q1 **気を失ったときに体が崩れるように倒れ，数回ピクついただけで，数十秒ですぐ覚醒したか？**

これは**痙攣性失神**の特徴です。痙攣性失神は脳虚血による一過性の意識消失であり，立位姿勢保持が困難との定義がありますので，上記のような場合はてんかんよりも，一過性の脳血流低下による痙攣性失神を考えます。痙攣性失神は発作後に朦朧状態を伴いません。てんかん発作の場合はミオクローヌスが発作の最後に出現しますが，痙攣性失神では最初から，もしくは間代性の痙攣と同時期に出現します。痙攣性失神は通常立位で起こり，脳血流の低下による失神であるため，てんかん発作が呼吸停止によるチアノーゼを呈するのと違い，顔面蒼白となるのが特徴です。痙攣性失神での尿失禁は稀です。硬直症状や眼球上転が出現することもあるので，この2つの有無でてんかん発作との鑑別は困難です。失神の原因としてレッドフラッグとなる疾患を除外する必要があります。詳しくは「気を失う」（☞p161）を参照して下さい。

❽ 単純部分発作の全般化

▼問診

Q1 **一側の肢から痙攣が始まり，全身に広がったか？**

その場合，単純性部分発作の全般化を疑います。

▼神経診察

E1 **神経局在症状**

本項「❻単純部分発作」（☞p67）を参照して下さい。

❾ 全般性硬直間代発作

▼問診

Q1 **顔面・頸部・体幹の硬直，開眼，眼球上転が15秒間程度続き，身震いのような動きが出現し，全身の間代性発作（全身性の屈曲と弛緩の繰り返し）が20～50秒間続き，最後にミオクローヌスが現れたか？**

これがてんかんで多くみられる典型的な全般性強直間代発作の病歴です。目撃者から聴取できれば，てんかん発作の疑いがきわめて強くなります。強直相ではてんかん性叫声が出現することがあります。強直相から呼吸が止まるため，チアノーゼを呈します。硬直相から間代期に入ると，呼吸の復活とともに口内の唾液が吹き出してきます。多くは発作終了間際に尿失禁を認めます。ROS（review of systems）として，痙攣の前に上腹部不快感，体熱感，既視感などの前兆がいつも出現する場合はてんかんの可能性が高くなります。

症候性の原因としては，全般性硬直間代発作の場合はいくつか追加すべき鑑別診断が挙がります。**低血糖**では全身のミオクローヌスがよく知られていますが，全般性硬直間代発作も起こりえます。**アルコール離断**では，アルコール常用者が外出などで朝から飲酒ができない場合，前日から飲酒をやめている場合などアルコール飲用休止後，数時間程度で離断症状としてのてんかん発作を起こします。アルコール常用者が自らの飲酒歴を話してくれない場合，いつもと違ったスケジュールで過ごしていないか問診することは重要です。アルコール常用者では**ビタミンB_1欠乏症**の可能性も考える必要があります。

薬剤性では，抗うつ薬なら過量服用，テオフィリンなら過量服用もしくは他剤との相互作用による血中濃度上昇，**ベンゾジアゼピン系の抗不安薬なら急な離断**を疑います。ニューキノロン系抗菌薬やイミペネムによるてんかん発作が有名ですが，抗菌薬すべてにてんかん発作の副作用があり，腎障害患者への投与には至適量が望まれます。最近は減りましたが，ニューキノロン系抗菌薬とNSAIDsの併用はてんかん発作を誘発するため併用禁忌となっています。複数の医療機関を受診している患者さんで，特に高齢者では筋骨格系の疾患に対してNSAIDsが既に投与されていることがありますので，ニューキノロン系抗菌薬の投与前に他院でNSAIDsが処方されていないかを確認することは必須です。

急性脳炎では，前日からぼんやりしていて，いつもと違った行動をし，受診当日にてんかん発作を起こしてくる経過が典型的です。

脳静脈洞血栓症では，1週間程度前から頭痛が先行し，受診当日にてんかん発作を起こしてくる経過が典型的です。

成人が40個以上の銀杏を一度に摂取していれば，**ビタミンB_6欠乏症**によるてんかん発作を疑います。

▼神経診察

E1 手指振戦

アルコール離断で高率に振戦を合併します。「手が震える」(☞p45) を参照して下さい。

E2 深部腱反射消失と体幹失調

ビタミンB_1欠乏症で認めます。深部腱反射が低下～消失します。「手足が痺れる」(☞p121，130) を参照して下さい。体幹失調ではtandem gaitが困難となります。「神経診察のABC」(☞p11) を参照して下さい。

E3 髄膜徴候

急性脳炎では，髄膜徴候を伴う場合があります。「頭が痛い」(☞p54) を参照して下さい。

E4 うっ血乳頭

脳静脈洞血栓症では，脳圧亢進症状によるうっ血乳頭がみられます。眼底検査をしておきたいところです。通常は乳頭に入り込む静脈が，脈拍と同期して拍動するのが認められます。脳圧亢進症の急性期では，この拍動が消失します。ただし，健常人でも消失している人がいるため，拍動がないから脳圧亢進症であると判断するより，「拍動があるので脳圧は亢進していない」と考えるべきでしょう。慢性的な脳圧亢進症となれば，うっ血乳頭が認められます。

3 物忘れがひどい

「物忘れがひどい」へのアプローチ

▶ 最初のアプローチとして，患者さん本人と家人から話を聞く必要があります。認知症の方は，「記憶が悪い」「すぐに忘れる」と訴えますが，「その物忘れで何か困ることがありますか？」と聞くと，家人の話では実際には日常生活に支障が出ているにもかかわらず，「別に，大丈夫」「特にない」と答えます。これは病識が不十分であることを意味し，認知症の可能性が高まります。病識が保たれている場合は，認知症ではなく軽度認知障害（MCI：mild cognitive impairment）とされます。ただし，MCIからアルツハイマー型認知症への転化率は年間12％とされていますので，注意深い経過観察が必要です。

▶ また，ある程度，病識が保たれている場合は，「いつどのような場面で物忘れがあったか」を答えられるか本人に聞きます。いつ，どのような場面で物忘れがあったかを答えられない場合は，認知症の可能性が高くなります。

▶ 物忘れのため日常生活に支障をきたしている場合，物忘れの場面を思い出せない場合は認知症の可能性が出てくるため，First Impression（☞p74）で仕分けをし，疑われる疾患ごとに問診・視診，神経診察を加えます。最終的には認知症の評価として，次に述べるMini-Cog assessment instrument（Mini-Cog）や改訂長谷川式簡易知能評価スケールを用います。

①Mini-Cog assessment instrument（Mini-Cog）：まず，認知症があるかどうかスクリーニングを行います。Mini-Cogは簡便で短時間で行えます。
患者さんに互いに関連性のない3つの単語を集中して聞いてもらいます。「桜」「猫」「電車」などがよいでしょう。検者はこの3つの単語を2度繰り返します。
次にclock drawing test（CDT）を行います（図1，動画1）。CDTは時計の絵を描いてもらうテストです。円を描いて，その中の所定の位置に1～12の数字を入れてもら

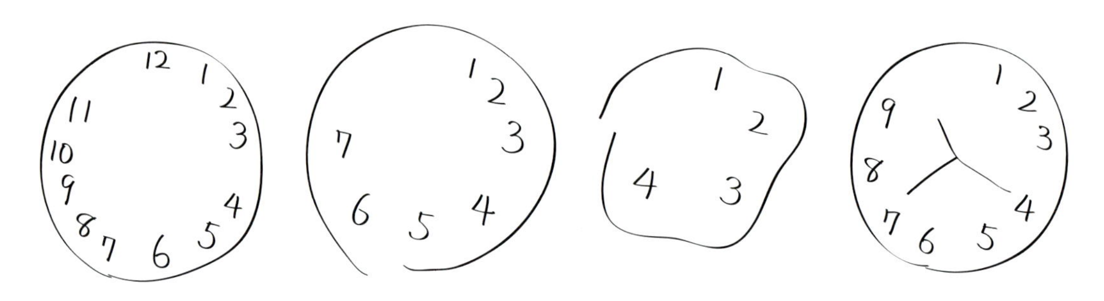

指示した時刻を示す時計の絵が描けなければ,「異常」と判断する。

図1 ◉ clock drawing test（CDT）

い，たとえば「10時20分」というような時刻を指示して時計の針を描いてもらいます。「10時20分」を示した時計の絵が描けなければ，「異常」と判断します。
CDTの後，先ほど覚えてもらった3つの言葉を言ってもらいます。3つの言葉がすべて思い出せなかったら0点，1つ思い出せたら1点，2つで2点，3つで3点とします。
評価方法は以下の通りです。

認知症の可能性が高い

- 3つの言葉の思い出しが0点
- 3つの言葉の思い出しが1もしくは2点で，CDTが正しく描けない

認知症の可能性が低い

- 3つの言葉の思い出しが1もしくは2点だが，CDTが正しく描ける
- 3つの言葉の思い出しが3点

※この方法の陽性尤度比は13.0です。

②改訂長谷川式簡易知能評価スケール（**表1**）：診察室に用意しておくと便利です。15分ほどかかるため，腰を据えて行う必要があります。

表1 ◉ 改訂長谷川式簡易知能評価スケール

設問(点数)	質問内容	回答	得点
1(1点)	お歳はおいくつですか？ (2歳までの誤差は正解)		
2(4点)	今日は何年何月何日ですか？ 何曜日ですか？ (年月日，曜日が正解でそれぞれ1点ずつ)	年 月 日 曜日	
3(2点)	私たちが今いるところはどこですか？ (自発的に出れば2点，5秒おいて「家ですか？病院ですか？ 施設ですか？」の中から正しい選択をすれば1点)		
4(3点)	これから言う3つの言葉を言ってみて下さい。後でまた聞きますのでよく覚えておいて下さい。 (以下の系列のいずれか1つで採用した系列に○印をつけておく) 1 a桜 b猫 c電車 2 a梅 b犬 c自動車	a b c	
5(2点)	100から7を順番にひいて下さい。 (「100－7は？ それからまた7をひくと？」と質問する。最初の答えが不正解の場合打ち切る)	93 86	
6(2点)	「私がこれから言う数字を逆に言って下さい」 (6－0－2，3－5－2－9を逆に言ってもらう。三桁逆唱に失敗したら打ち切る)	206 9253	
7(6点)	先ほど覚えてもらった言葉を言ってみて下さい。あとでまた聞きますのでよく覚えておいて下さい。 (自発的に回答があれば各2点、もし回答がない場合，以下のヒントを与え正解であれば1点 a植物 b動物 c乗り物)	a b c	
8(5点)	これから5つの品物を見せます。それを隠しますので何があったか言って下さい。 (時計，鍵，ペン，タバコ，硬貨など必ず相互に無関係なもの)		
9(5点)	知っている野菜の名前をできるだけ多く言って下さい。(答えた野菜の名前を右欄に記入する。途中でつまり，約10秒待っても出ない場合にはそこで打ち切る) 0～5＝0点，6＝1点，7＝2点，8＝3点，9＝4点，10＝5点		
合計得点		／30	

※ カットオフポイント：20／21(20点以下は認知症の疑いあり)

First Impression どんなふうにおかしいと感じたか？	原因となる主な疾患
急性もしくは亜急性の経過で，随伴症状がある。	◉慢性硬膜下血腫（☞p74） ◉肝性脳症（☞p75） ◉低血糖（☞p75） ◉クロイツフェルト・ヤコブ病（☞p75）
急性もしくは亜急性の経過で，随伴症状がない。	◉せん妄（☞p75） ◉薬剤性（☞p76） ◉一過性全健忘（☞p76） ◉一過性てんかん性健忘（☞p76） ◉心因性健忘（☞p76）
慢性の経過で，随伴症状がある。	◉脳血管障害性認知症（☞p76） ◉ビタミンB_{12}欠乏症（☞p77） ◉甲状腺機能低下症（☞p77） ◉正常圧水頭症（☞p77） ◉Levy小体型認知症（☞p77） ◉神経梅毒（☞p77） ◉慢性髄膜炎（☞p77）
慢性の経過で，随伴症状がない。	◉アルツハイマー型認知症（☞p79） ◉うつ病（☞p79） ◉前頭側頭型認知症（☞p79） ◉HIV脳症（☞p79）

原因となる疾患は頻度順に並べている。赤字は緊急度が高い。

原因となる主な疾患

❶ 急性もしくは亜急性の経過で，随伴症状がある物忘れ

▼問診・視診

Q1 筋力低下，震え，ピクつきなどの随伴症状があるか？

上記に加え，頭部外傷の既往があるなら**慢性硬膜下血腫**を疑います。数カ月前までさかのぼって問診しておく必要があります。しばしば片麻痺を伴っ

ている場合があります。

肝硬変の既往があるなら**肝性脳症**を疑います。羽ばたき振戦があれば疑う根拠になります。

糖尿病患者が早朝，空腹時に記憶障害を訴える場合は，**低血糖**を疑います。発汗を伴うため，手が湿潤しています。週単位で悪化する健忘，無関心，不定の視覚症状があるなら，稀ではありますが**クロイツフェルト・ヤコブ病**を疑います。進行すると全身のミオクローヌスなどが加わり，3～6カ月で無動性無言に陥ります。

▼神経診察

E1 片麻痺

慢性硬膜下血腫でしばしば合併します。「力が入らない・立てない」(☞p146)を参照して下さい。

E2 羽ばたき振戦

肝性脳症で認められます。「反応が悪い」(☞p38)を参照して下さい。

E3 安静時ミオクローヌス

クロイツフェルト・ヤコブ病では，安静時ミオクローヌスが認められます。稀ですが，低血糖中に安静時ミオクローヌスを合併する症例があります。「手が震える」(☞p47)を参照して下さい。

❷ 急性もしくは亜急性の経過で，随伴症状がない物忘れ

▼問診・視診

Q1 一過性で，時間による変動があるか？

上記に加え，急な発症で変動があり，考えがまとまらず，集中できていないなら，**せん妄**に伴う記銘力低下を疑います。その場合，原因疾患を探す必要があります。せん妄の原因は，「I watched ager」で鑑別を挙げます。

I nfection/intoxication(感染/薬物中毒)

Withdrawal(薬剤やアルコールの離断)

ACS(acute coronary syndromes；急性冠症候群)

Trauma(頭部外傷)

CNS (central nervous system) disease（中枢性疾患）
Hypoxia（低酸素血症）
Electrolytes（電解質異常）
Deficiency（ビタミン欠乏）
Alcohol（アルコール）
Glucose（低血糖/高血糖）
Endocrine（内分泌異常）
Retention（尿閉）

ベンゾジアゼピン系抗不安薬，抗うつ薬，抗てんかん薬，抗コリン薬など複数の内服薬を服用中に急性に出現し，服薬に同期して症状に変動がある場合は**薬剤性**を考えます。服用開始時期，服用時間を確認する必要があります。

受診当日の急な発症で，患者さんが同じ質問を繰り返すなら**一過性全健忘**が疑われます。発症以前の情報が想起できず（逆行健忘），新しい記憶がつくれない（前向健忘）状態です。特徴的なのは，患者さんの「今，何時ですか？」などの質問に対して「○時○分です」と答えると，数分～数十分後にまた「今，何時ですか？」と繰り返し聞いてくる近時記憶障害です。長期の記憶や自伝的記憶，社会的出来事の記憶は保たれていますが，発症当日から数日さかのぼった記憶も障害されることがあります。患者さんの多くは，思い出せないことへの焦燥・不安を自覚します。1日以内にほぼ軽快します。発症原因は不明です。

一過性全健忘に似た発作を繰り返す場合は，**一過性てんかん性健忘**が疑われます。抗てんかん薬の適応になります。

受診当日の急な発症であるが，同じ質問を繰り返すことはほとんどない場合は，**心因性健忘**が疑われます。長期の記憶や自伝的記憶，社会的出来事の記憶まで障害され，自分の名前すら忘れることがあります。

▼神経診察

上記疾患では，発作中も発作後も神経学的異常はありません。

❸ 慢性の経過で，随伴症状がある物忘れ

▼問診

段階的に増悪し，意欲低下，感情失禁を伴うなら**脳血管障害性認知症**を疑います。前頭葉の血流低下が特徴であるため，意欲低下が目立ちます。ま

た，自分の記憶力低下を悲観する点が，アルツハイマー型認知症の楽天的対応と対極です。悲しくないことでも泣いてしまったり，笑うことでないのに笑ってしまうなどの感情失禁もしばしばみられます。両側大脳に脳血管障害をきたしていることが多いため，仮性球麻痺症状として構音障害，幅広歩行などを伴うことがあります。

胃切後，慢性アルコール中毒，大球性貧血の既往があり，味覚障害や白髪の増加などを伴うなら**ビタミンB_{12}欠乏症**を疑います。

眉毛が薄くなったり，動作緩慢などの随伴症状を伴い，甲状腺機能低下症の指摘もしくは治療中断があるようなら**甲状腺機能低下症**を疑います。

物忘れ以外に小刻み歩行，尿失禁などを伴う場合は**正常圧水頭症**を疑います。「物忘れ」「小刻み歩行」「尿失禁」のうち1つ以上が該当し，60歳以上で，ほかの疾患ではすべてを説明できず，水頭症をもたらすような髄膜炎やくも膜下出血などの疾患が先行していない場合に疑います。

「人が見える」など詳細な内容の幻覚，動作緩慢，手の震え，小刻み歩行などを伴うなら**Levy小体型認知症**を疑います。頻繁な眠気があり，宙をみて過ごす時間が長くなり，覚醒・注意力には動揺性があり，認知症に見えるときとまるで正常に見えるときがあります。レム睡眠行動異常を伴うため，寝言や夢幻様行動がしばしばみられます。また，繰り返す転倒，失神，起立性低血圧などの存在はLevy小体型認知症の可能性を支持します。感染や全身疾患が誘引となってせん妄を引き起こすこともあります。

仕事上，判断のミスを繰り返し起こすようになったり，感情のまま抑制のきかない行動などを伴うなら**神経梅毒**が疑われます。脊髄後索の症状として洗面現象を伴うこともあります。

慢性の経過で，頭痛，脳神経症状を伴うなら**慢性髄膜炎**を疑います。結核，真菌感染，悪性腫瘍，血管炎（肉芽腫性血管炎）などが主な原因です。

▼神経診察

E1　構音障害

脳血管障害性認知症で高率に認めらます。「パタカ，パタカ，パタカ」と繰り返し発音してもらいます。「話し方がおかしい」（☞p42）を参照して下さい。

E2 小刻み歩行

脳血管障害性認知症，正常圧水頭症で認められます。「歩き方がおかしい」（☞p26）を参照して下さい。

E3 下顎反射亢進

脳血管障害性認知症で認めます。患者さんに軽く開口し力を抜いてもらい，下顎に検者の示指を当ててその上からハンマーで叩きます。下顎が挙上した場合は病的で，「亢進」とします。「歩き方がおかしい」（☞p27）の項を参照して下さい。

E4 Romberg徴候，振動覚

ビタミンB_{12}欠乏症，神経梅毒で認められます。Romberg徴候は「歩き方がおかしい」（☞p32）を，振動覚は「手足が痺れる」（☞p133）を参照して下さい。

E5 アキレス腱反射の弛緩相遅延

甲状腺機能低下症で認められます。「反応が悪い」（☞p39）を参照して下さい。

E6 錐体外路症状

正常圧水頭症，Levy小体型認知症で認められます。「歩き方がおかしい」（☞p20～23）を参照して下さい。

E7 Argyll Robertson瞳孔

神経梅毒で認められます。対光反射は消失していますが輻輳調節反射は保たれています。

E8 髄膜徴候

結核性髄膜炎や真菌性髄膜炎では髄膜徴候を欠く場合があり，髄膜徴候がないからといってこれらを否定できないことがしばしばあります。「頭が痛い」（☞p54）を参照して下さい。

❹ 慢性の経過で，随伴症状がない物忘れ

▼問診

慢性の経過で発症時期が特定できず，患者さん本人は「物忘れがない」と否定するものの，家人に指摘されて受診した場合は，**アルツハイマー型認知症**の初期を疑います。患者さんに深刻な雰囲気がなく，家人が指摘する物忘れを「そんなことはない」と否定します。診察室では質問に対して家人を頼りにする“振り向き動作”や，本人の「毎日散歩に行っている」という言葉に対して「本当に毎日行くのですか？」と質問すると「天気の良い日だけ」と言ったりする“取り繕い現象”がしばしばみられます。典型的経過ではこの記憶障害のみで5年ほど経過し，その後に見当識障害が加わります。

「過去1カ月間，気が重い，落ち込む，失望してよく悩みますか？」「過去1カ月間，興味を持てるものや楽しみがなくてよく悩みますか？」の2つの質問に対し，患者さんが助けを必要としているなら**うつ病**を疑います。典型例なら不眠・食欲不振，1日中落ち込むなどの症状を伴います。発症は急性が多く，心理的・社会的誘引が明らかな場合があります。

食欲の増加，好む味の変化，毎日同じ行動を繰り返す，感情のおもむくままの行動があるなら**前頭側頭型認知症**を疑います。その場合，物忘れはあるものの，主訴とされることは稀です。初期症状としては異常な食欲，極端に濃い味を好むなどの“食行動異常”が知られています。また，毎日決まったスケジュールで同じ行動を頑なに繰り返す“常同行動”，感情のおもむくままに振る舞う“脱抑制行動（わが道を行く行動）”もしばしば見受けられます。

HIV感染症で治療を受けているなら**HIV脳症**を疑います。これはHIV感染症の晩期合併症です。

▼神経診察

上記疾患では神経学的異常に乏しいです。

Scene 2「どうされましたか？」

4 ものが二重に見える

「ものが二重に見える」へのアプローチ

▶ 片眼を隠すことで改善する複視は両眼複視であり，眼位異常によります。片眼でも複視が続くようなら単眼複視で，眼球そのものの異常を考えます。円錐角膜，屈折異常，白内障，黄斑牽引，心因性などの可能性があります。

First Impression どんなふうにおかしいと感じたか？	原因となる主な疾患
突然発症で，眼痛を伴う。	◉内頸動脈ー後交通動脈分岐部動脈瘤の切迫破裂（☞p81） ◉糖尿病性外眼筋麻痺（☞p81） ◉脳動脈瘤破裂による頸動脈海綿静脈洞瘻（☞p81）
突然発症で，眼痛がない。	◉脳血管障害（☞p84）
急性発症で，眼痛を伴う。	◉Tolosa-Hunt症候群（☞p85） ◉眼窩筋炎（☞p85） ◉感染性・炎症性海綿静脈洞症候群（☞p85） ◉サルコイドーシス（☞p85） ◉多発血管炎性肉芽腫症（☞p85）
急性発症で，眼痛がない。	◉外傷性海綿静脈洞瘻（☞p87） ◉フィッシャー症候群（☞p87） ◉ウェルニッケ脳症（☞p87） ◉脳振盪後の滑車神経麻痺（☞p87）

亜急性～慢性で，発熱を伴う。	●結核性髄膜炎（☞ p88） ●頭蓋底骨髄炎（☞ p88） ●血管炎による多発脳神経障害（☞ p88）
亜急性～慢性で，発熱がない。	●甲状腺眼症（☞ p88） ●重症筋無力症（☞ p89） ●頭蓋底へのがんの浸潤（☞ p89） ●下垂体を含む海綿静脈洞部の腫瘍性病変（☞ p89） ●Lambert-Eaton症候群（☞ p89）

原因となる疾患は頻度順に並べている。赤字は緊急度が高い。

原因となる主な疾患

❶ 突然発症で眼痛を伴う複視

▼問診

Q1 一側の眼に痛みを伴い，突然ものが二重に見えるようになったか？

突然の眼の奥の痛みの後，ものが二重に見え，まもなく瞼が下がってくるようなら，動眼神経に障害をきたす**内頸動脈－後交通動脈分岐部動脈瘤の切迫破裂**を疑います。緊急の対応が必要になります。

糖尿病が基礎にあり，突然の発症で，前頭部痛，眼窩部痛を伴っているなら**糖尿病性外眼筋麻痺**を疑います。動眼神経，外転神経の麻痺が多いとされています。 糖尿病の罹病期間，治療法（経口薬，インスリン），コントロールの良否，空腹時血糖，網膜症の程度とは関係なく発症します。

突然の発症で，外眼筋麻痺以外に額のピリピリ感や眼球突出，結膜充血を伴っているなら**脳動脈瘤の海綿静脈洞への破裂**を疑います。これは**頸動脈海綿静脈洞瘻**の形成による症状です。

▼神経診察

E1 眼 位

この章のすべての項目に共通です（図1）。 患者さんの眼前50cmほどの

a. 内直筋の麻痺（動眼神経麻痺の可能性）

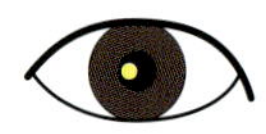
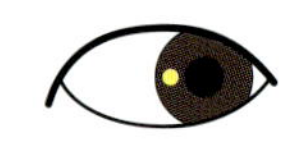

反射が瞳孔から外れ，眼球が耳側に偏位

b. 外直筋の麻痺（外転神経麻痺の可能性）

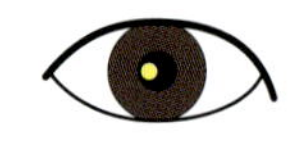
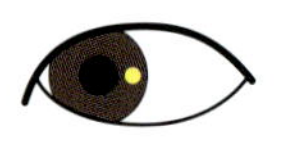

反射が瞳孔から外れ，眼球が鼻側に偏位

図1 ◉ 眼位

距離からペンライトで両眼中央を照らすと，正常ならペンライトの光が両側の瞳孔の真ん中に反射します。片方の反射が瞳孔から外れた場合，その側に眼位異常，いわゆる斜視が示唆されます。内直筋の麻痺では眼球が耳側に偏位し，動眼神経麻痺の可能性が出てきます（図1a）。一方，外直筋の麻痺では逆に眼球が鼻側に偏位し，外転神経麻痺の可能性が出てきます（図1b）。

E2 眼球運動

この章のすべての項目に共通です（図2，動画1）。患者さんにペンライトの先などを30cmくらいの距離から見つめてもらい，アルファベットの「H」の字を描くようなイメージでペンライトを動かしていきます。まず，患者さんの正中から左方向にペンライトを動かします。左眼の外転では虹彩で眼球結膜が隠れれば正常，右眼の内転は瞳孔の内縁が涙点のラインに達すれば正常です。続いて左方視のまま上転させます。内・外眼角を結ぶラインより虹彩下縁が上方に来れば正常で，左右差があるかどうかも確認します。次に左方視のまま下転させます。上転のときと同様に，内・外眼角を結ぶラインより下に虹彩上縁が来れば正常です。続いて右方向にペンライトを移動させ，同様の検査を行います。

E3 動眼神経麻痺（図3）

上直筋は対側の動眼神経核によって支配されているため，中枢性だと健側の上転障害が生じます。ただ，中枢性の動眼神経麻痺のみをきたすことは稀で，通常はほかの脳幹障害を示す随伴症状がみられます。また，上眼瞼挙筋を支配する動眼神経の核は左右両側を支配するため，中枢性の場合，眼瞼下垂の多くは両側になります。逆に末梢性では，患側の上転が障害される一方で健側の上転は保たれており，患側のみの眼瞼下垂を合併することになります。

動眼神経麻痺に散瞳を伴う場合は，内頸動脈－後交通動脈分岐部動脈瘤な

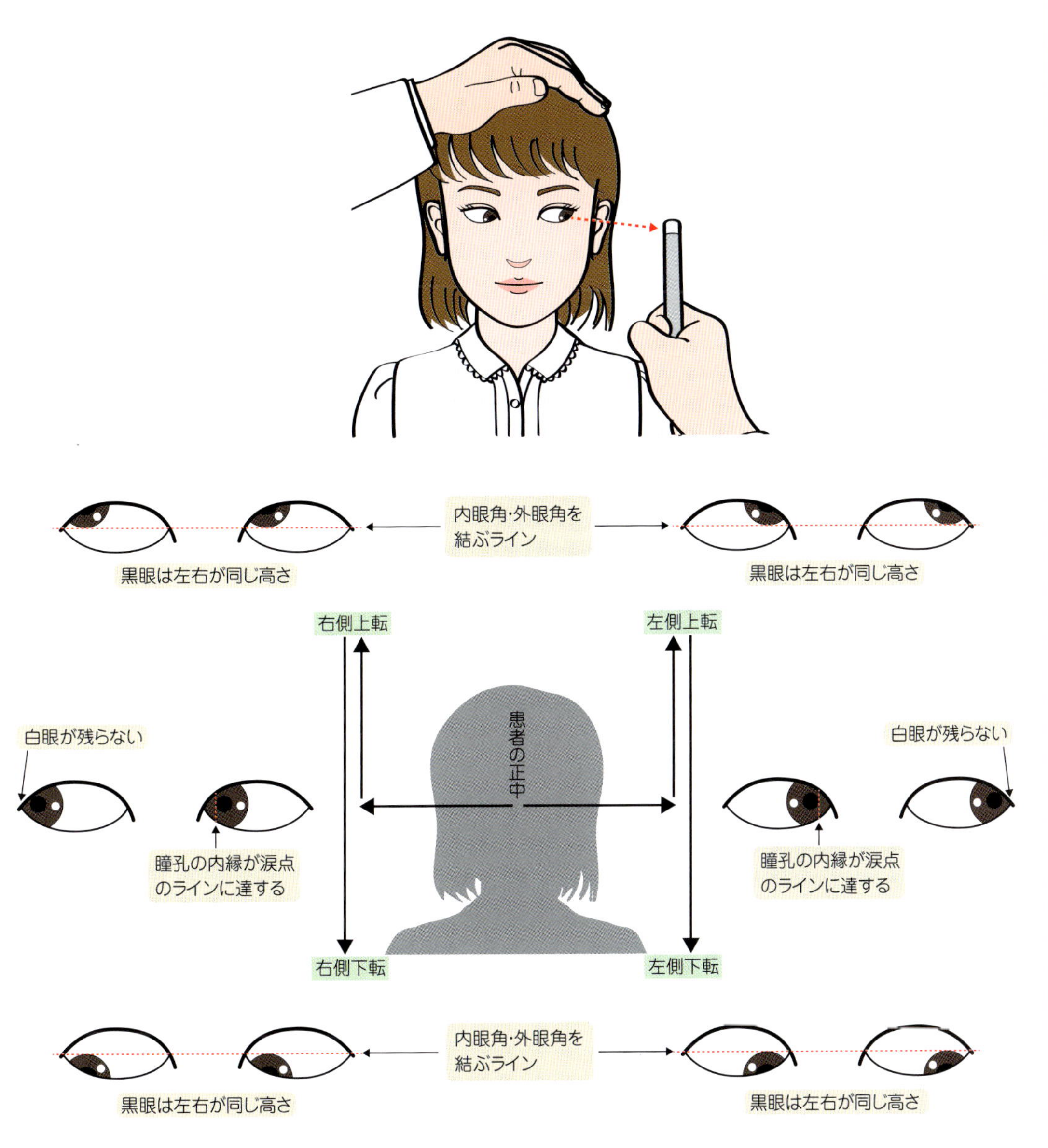

図2 ◉ 眼球運動

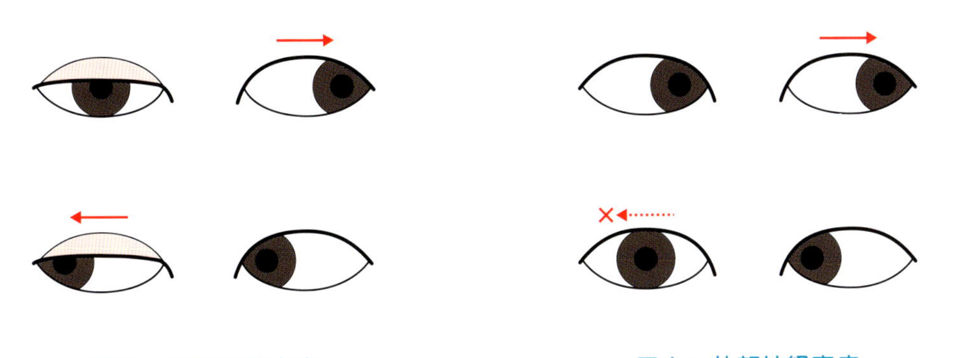

図3 ◉ 動眼神経麻痺

図4 ◉ 外転神経麻痺

どを原因とする動眼神経への圧迫により神経束の辺縁を走行する副交感神経が障害され，散瞳するとされています。これに対して散瞳を伴わない，いわゆる瞳孔回避を認める場合は，通常は糖尿病性の動眼神経麻痺を考えますが，内頸動脈－後交通動脈分岐部動脈瘤での報告も少数例ながら存在するため，画像診断なしで糖尿病性と断定するのはリスクを伴います。

E4 外転神経麻痺（図4）

橋の外転神経核には対側の内直筋にも連絡があり，中枢性に外転神経核が障害されると注視麻痺になるため，一側の外転のみ障害されている場合は糖尿病などによる末梢性の外転神経麻痺と考えてよいようです。

E5 血管雑音

海綿静脈洞瘻で血管雑音が聴取される場合があります。患者さんに閉眼してもらい，眼球の上に聴診器のベル型の面を優しく当てて聴取します。

❷ 突然発症で眼痛のない複視

▼問診

Q1 眼痛を伴わずに，突然ものが二重に見えるようになったか？

痛みのない突然の複視は脳梗塞，脳出血などの**脳血管障害**を考えます。

▼神経診察

E1 動眼神経麻痺

本項「❶突然発症で眼痛を伴う複視」（☞p82）を参照して下さい。

E2 外転神経麻痺

本項「❶突然発症で眼痛を伴う複視」（☞p84）を参照して下さい。

E3 注視麻痺（図5）

両眼を同時に同じ方向に動かすことが障害された場合を注視麻痺と言います。たとえば右を注視したとき，右眼は外転するものの左眼が内転せず，左を注視したときは，両眼とも外転・内転することを内側縦束症候群と呼びます。この場合，内転が障害されている左の橋被蓋部の病変が示唆され，

右を注視したとき

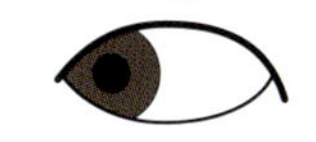 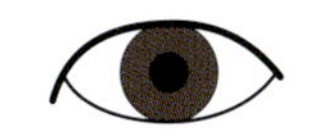

右眼は外転するが，左眼は内転しない

左を注視したとき

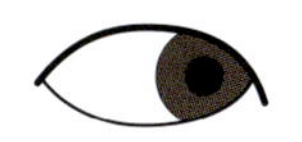 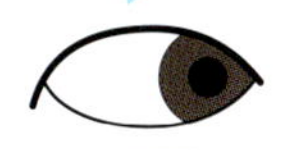

両眼とも外転・内転する

図5 ◉ 注視麻痺（内側縦束症候群）

左を注視したとき

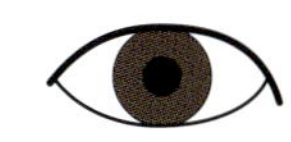 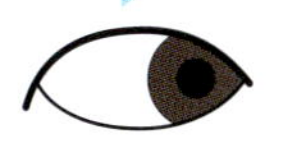

左眼は外転するが，右眼は内転しない

右を注視したとき

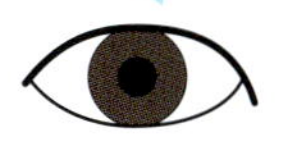 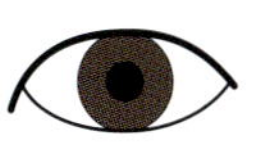

両眼とも外転・内転しない

図6 ◉ 注視麻痺（one-and-a-half症候群）

脳血管障害でしばしばみられる症候です。

また，たとえば左を注視したとき，左眼は外転するものの右眼が内転せず，右を注視したとき，両眼とも外転・内転しない場合をone-and-a-half症候群（**図6**）と呼びます。内転も外転もできない眼球側の橋被蓋部の病変が示唆され，内側縦束症候群と同様に脳血管障害でしばしばみられる症候です。

いずれもこの症候がみられただけで，中枢性病変であることを示します。

❸ 急性発症で眼痛を伴う複視

▼問診

Q1　一側の眼に痛みを伴い，突然ではないものの，数日間の経過で二重に見えるようになったか？

キリキリするような眼の奥の痛みが数日間先行する複視は，**Tolosa-Hunt症候群**を疑います。

数日間～数週間の経過で，眼痛，特に眼を動かしたときの痛みと結膜充血を伴う複視は，**眼窩筋炎**を疑います。眼を動かしたときの痛みと結膜充血がTolosa-Hunt症候群との鑑別点です。

急性発症で眼に痛みがあり，額のピリピリした異常感覚を三叉神経第1枝に伴っている場合，**感染や炎症による海綿静脈洞症候群**を疑います。海綿静脈洞に肉芽腫性病変を起こす疾患でも海綿静脈洞症候群をきたします。

霧視，咳，結節性紅斑などが先行しているなら**サルコイドーシス**を，長引く上気道症状，特に副鼻腔炎が先行しているなら**多発血管炎性肉芽腫症**を疑います。

▼神経診察

E1 動眼神経麻痺

本項「❶突然発症で眼痛を伴う複視」(☞p82)を参照して下さい。

E2 外転神経麻痺

本項「❶突然発症で眼痛を伴う複視」(☞p84)を参照して下さい。

E3 両側の眼球充血

海綿静脈洞は左右交通があるため，海綿静脈洞症候群では眼球充血を両側に認めます。

E4 動眼神経麻痺への滑車神経麻痺の合併

動眼神経麻痺単独でなく滑車神経麻痺が合併している場合は，上眼窩裂もしくは海綿静脈洞の病変の可能性を考える必要が出てくるため，解剖学的診断をする上で重要です。たとえば，右眼の動眼神経麻痺のために右眼が外転位にある場合，滑車神経麻痺がなければ，右眼を下方視させたときに眼球がわずかに回内する動きが認められます。この回内運動がみられない場合は滑車神経麻痺を合併していると考えます(図7)。

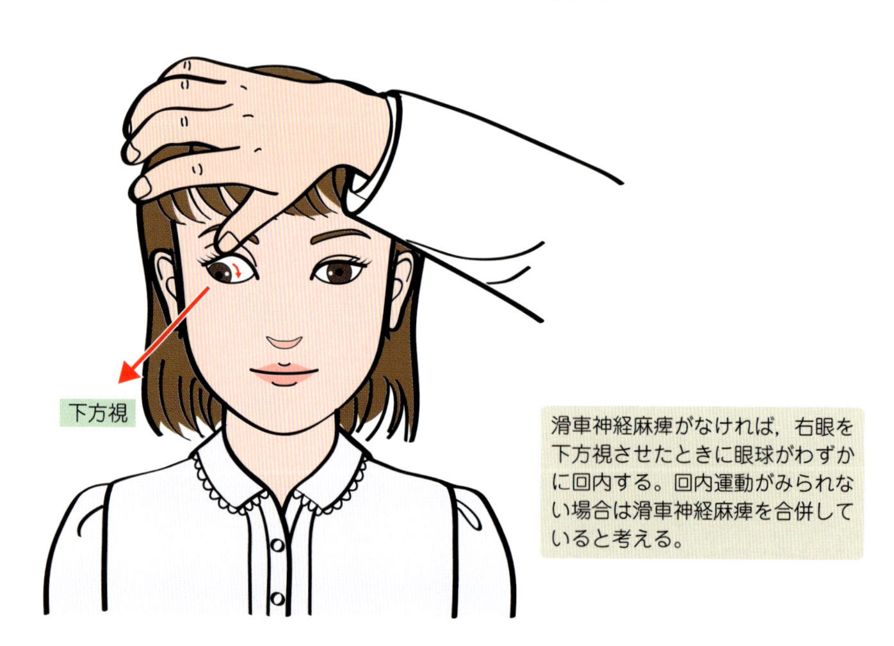

図7 ◉ 動眼神経麻痺と滑車神経麻痺の合併
(右眼の動眼神経麻痺のために右眼が外転位にある場合)

❹ 急性発症で眼痛がない複視

▼問診

Q1 突然ではないものの，1日～数日間の経過で二重に見えるようになったか？

頭蓋底骨折を伴うほどの外傷後の複視なら，**外傷性海綿静脈洞瘻**を疑います。結膜充血と眼球突出が特徴です。多くは外傷後24時間以内に発症しますが，数週間後に発症する症例もあるようです。

発症に先立つこと10日ほど前に上気道炎が先行し，ふらつきとともに複視が出現しているなら**フィッシャー症候群**を疑います。多くは水平方向の複視から始まります。

アルコール依存症，胃切除後，透析中の患者さんでふらつきや反応性低下，記憶障害などを伴っているなら**ウェルニッケ脳症**を疑います。

脳振盪後で，読書や階段を降りるなどで下を向いたときに縦にずれる複視があるなら**滑車神経麻痺**を疑います。頭をどちらかに傾けると複視が改善しますが，複視の悪化を訴える側が患側です。脳振盪後に起こることがありますが，これは滑車神経が小脳テントの辺縁近くを走行するため，頭部の振盪による影響を受けやすいからだとされています。

▼神経診察

E1 血管雑音

本項「❶突然発症で眼痛を伴う複視」(☞p84)を参照して下さい。

E2 深部腱反射消失と体幹失調

フィッシャー症候群，ウェルニッケ脳症では，複視以外に深部腱反射の低下や消失，体感失調を認めます。深部腱反射は「手足が痺れる」(☞p121，130)を，体幹失調は「神経診察のABC」(☞p11)を参照して下さい。

E3 滑車神経麻痺（図8）

左の滑車神経麻痺の場合なら，患者さんは右に頭部を傾けた代償性頭位をとります。

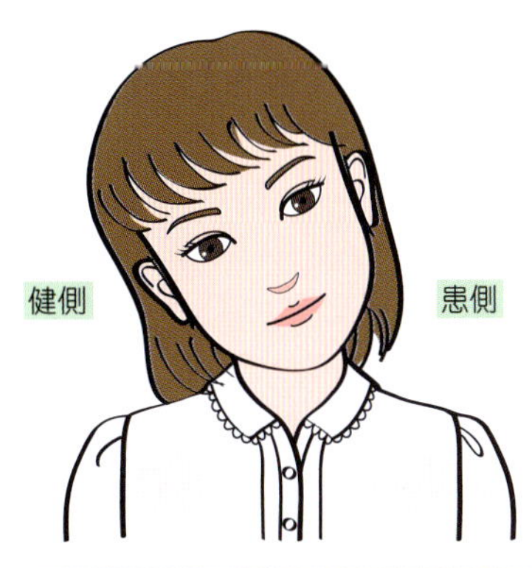

左の滑車神経麻痺なら，右に頭部を傾けた代償性頭位をとる。

図8 ● 滑車神経麻痺の代償性頭位

❺ 亜急性～慢性で，発熱を伴う複視

▼問診

Q1　亜急性～慢性の進行で，発熱を伴い，ものが二重に見えるようになったか？

発熱は感染や炎症を示唆し，通常は眼球運動制限だけでなく，ほかの脳神経症状を合併しています。**結核性髄膜炎**，**頭蓋底骨髄炎**，脳底部の炎症による脳神経への波及や，**血管炎による多発脳神経障害**を疑います。

▼神経診察

E1　顔面神経麻痺

末梢性の顔面神経麻痺をきたすことがあります。「顔が痺れる」(☞p99) を参照して下さい。

E2　三叉神経障害

三叉神経障害を引き起こす場合は，海綿静脈洞の疾患のような三叉神経第1，2枝だけの障害と違い，3枝にも障害が及んでいます。「顔が痺れる」(☞p98) を参照して下さい。

E3　カーテン徴候，軟口蓋挙上の欠如

嚥下，構音障害を伴っている場合もあります。「むせる・ものが飲みにくい」(☞p140，141) を参照して下さい。

❻ 亜急性～慢性で，発熱を伴わない複視

▼問診

Q1　亜急性～慢性の進行で，発熱を伴わず，ものが二重に見えるようになったか？

バセドウ病の既往があるなら，血液検査でT_3，T_4，TSHが正常範囲内でも，眼症状と甲状腺関連抗体値の上昇があれば**甲状腺眼症**を疑います。起床時に最も症状が強く，日中は軽快する日内変動が特徴的です。外観上も眼瞼後退をはじめ，下方追視時の上眼瞼の遅れ，眼瞼浮腫などを生じます。この疾患は甲状腺機能異常に病勢が並行しないため，甲状腺機能が正常で

も否定できません。

夕方に増悪する日内変動や，長時間のテレビ鑑賞や運転で眼瞼下垂とともに複視が出現するなら**重症筋無力症**を疑います。全身疾患ですが所見に左右差があることが多く，眼症状のみの場合もあり注意が必要です。

頭蓋底へのがんの浸潤では，眼球運動制限以外に顔面，三叉神経障害，嚥下障害を伴うことがあります。

一側の額もしくは頬のピリピリとした異常感覚を伴うなら，**下垂体を含む海綿静脈洞部の腫瘍性病変**を疑います。海綿静脈洞部への腫瘍の進展により三叉神経第1，2枝が障害を受けるため，顔面の異常感覚を伴います。頻度としては，咽頭がん，転移性腫瘍，リンパ腫，下垂体腺腫，髄膜腫の順で多いとされています。

小細胞肺がんの既往があるなら，**Lambert-Eaton症候群**を疑います。Lambert-Eaton症候群では筋無力症に似た脱力を生じますが，口渇，インポテンスなどの自律神経症状を伴うことが重症筋無力症との鑑別点です。

▼神経診察

E1　三叉神経障害

海綿静脈洞の疾患では，三叉神経第1，2枝に障害が及びます。頭蓋底のがんの浸潤では，枝すべてに障害が及ぶことがあります。「顔が痺れる」（☞p101）を参照して下さい。

E2　顔面神経麻痺

末梢性の顔面神経麻痺をきたすことがあります。「顔が痺れる」（☞p99）を参照して下さい。

E3　カーテン徴候，軟口蓋挙上の欠如

がんの浸潤では，嚥下，構音障害を伴う場合もあります。「むせる・ものが飲みにくい」（☞p140，141）を参照して下さい。

E4　眼瞼下垂増強法

重症筋無力症の場合，水平方向に眼球運動を20回ほど繰り返すと眼瞼下垂が増強してきます。

E5 enhanced ptosis

一見，片側の眼瞼下垂に見えても，患側の眼瞼を挙上すると健側と思われた側の眼瞼が下垂し，眼瞼下垂が両側であったことがわかることがあります。この症候をenhanced ptosisと言い，しばしば重症筋無力症でみられます。

Scene 2「どうされましたか?」

5 眼が見えにくい

「眼が見えにくい」へのアプローチ

▶ ここでは，眼科領域以外の視力障害をきたす神経疾患を取りあげます。

First Impression どんなふうにおかしいと感じたか？	キーワード（考えられる神経徴候）	原因となる主な疾患
突然発症の一側の視力障害で，眼痛を伴う。	突然発症の有痛性視神経障害（☞ ❶ p92）	◉海綿静脈洞への動脈瘤破裂
突然発症の一側の視力障害で，眼痛はない。	突然発症の無痛性視神経障害（☞ ❷ p94）	◉虚血性視神経症 ◉一過性黒内障 ◉Leber病
突然発症の両側の視力障害。	半盲（☞ ❸ p95）	◉後頭葉の脳血管障害 ◉下垂体卒中
緩徐に発症した一側の視力障害で，眼痛を伴う。	緩徐発症の一側性有痛性視神経障害（☞ ❹ p96）	◉視神経炎 ◉海綿静脈洞・眼窩先端部への下垂体腫瘍の浸潤
緩徐に発症した視力障害で，眼痛はない。	緩徐発症の無痛性視神経障害（☞ ❺ p96）	◉鼻性視神経炎 ◉薬剤性視神経障害

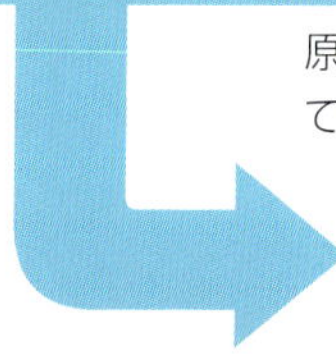

原因となる疾患は頻度順に並べている。赤字は緊急度が高い。

キーワード(考えられる神経徴候) 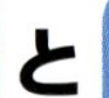 原因となる主な疾患

❶ 突然発症の有痛性視神経障害

▼問診

Q1 突然発症で，一側の眼痛のある視力障害か？

複視を伴うなら**海綿静脈洞への動脈瘤破裂**を疑います。眼瞼下垂や三叉神経障害による額部の異常感覚を伴うことがあります。

▼神経診察

E1 視力（図1）

以下すべての項目で共通です。片眼ずつ検査します。患者さんに対側の眼を手で隠してもらいながら，雑誌などの文字が30cmくらいの距離から見えるかどうかをスクリーニングします。

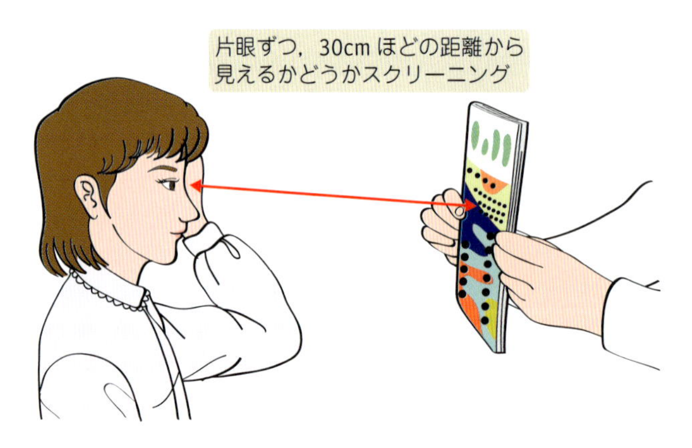

図1 ◉ 視 力

E2 対光反射（図2，動画2）

以下すべての項目で共通です。患者さんに遠方を眺めてもらいます。決してペンライトの光を見つめないよう指示し，正面からではなく，検査する眼の外側から瞳孔に光を当てます。光を当てた側（直接反射）の縮瞳と，光を当てていない側（間接反射）の縮瞳を確認します。

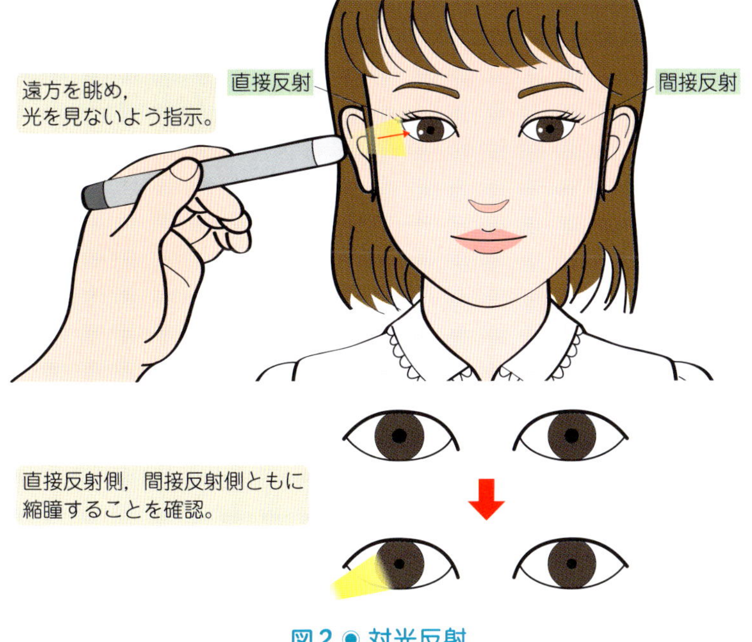

図2 ● 対光反射

E3 Marcus Gunn反射（図3）

一側の視神経障害で認められます。健側の瞳孔にペンライトの光を当てると健側も患側も縮瞳しますが，健側に当てた光を患側に移すと，患側が縮瞳せずに散瞳します。患側の直接対光反射が消失しているため，間接対光反射で縮瞳した瞳孔が回復している過程を見ていることになります。

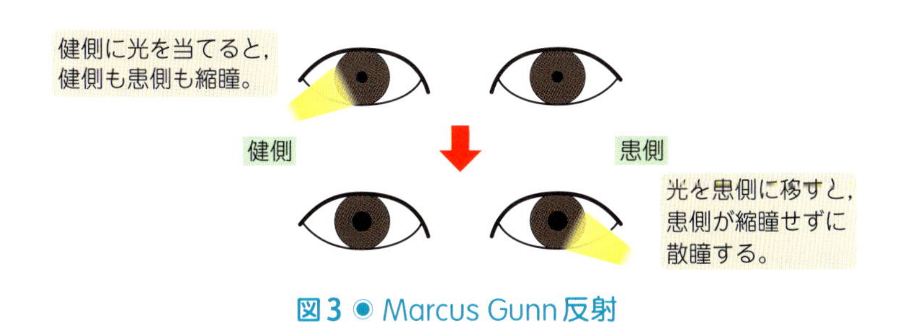

図3 ● Marcus Gunn反射

E4 眼球運動制限

眼球運動制限は，海綿静脈洞の障害の場合に出現することがあります。「ものが二重に見える」（☞p82）を参照して下さい。

E5 眼瞼下垂

眼瞼下垂は，海綿静脈洞の障害の場合に出現することがあります。「ものが二重に見える」(☞p82) を参照して下さい。

E6 顔面の感覚障害

顔面の感覚障害は，海綿静脈洞の障害の場合に出現することがあります。「顔が痺れる」(☞p98) を参照して下さい。

❷ 突然発症の無痛性視神経障害

▼問診

Q1 突然発症で，一側の眼痛のない視力障害か？

虚血性視神経症を疑います。眼痛はありませんが，側頭動脈炎に合併することがあり，緊急対応が必要です。

突然発症だが一過性であったなら，**一過性黒内障**を疑います。黒いカーテンが視野を消すように出現します。20分くらいで改善していきます。頸動脈からの塞栓が疑われるため，早急な精査が必要です。

突然発症で，中心部の暗点を訴えているなら**Leber病**を疑います。これはきわめて稀で，患者さんの多くは20歳代の男性です。ミトコンドリア遺伝子異常が原因とされています。

▼神経診察

E1 Marcus Gunn反射

虚血性視神経症で認められます。本項「❶突然発症の有痛性視神経障害」(☞p93) を参照して下さい。

E2 視野検査 (図4，動画2)

Leber病では，患者さんは視野に暗点を訴えます。患者さんと膝がつくかつかないか程度の距離感で互いに椅子に座って向かい合い，片眼ずつ検査します。

①検査する眼の対側を患者さん自身の手で隠してもらいます。

②検者も患者さんが隠している側の眼を自らの手で隠します (図4a)。

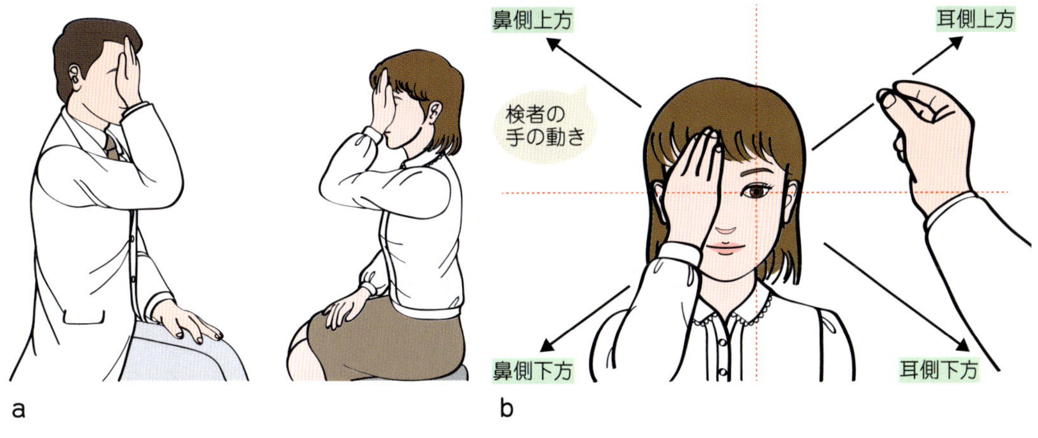

図4 ◉ 視野検査

③視野を耳側上方，耳側下方，鼻側上方，鼻側下方の4つに分けて検査します（図4b）。検者は自分の指先をこすり合わせながら，まず耳側上方の視野からみていきます。こすり合わせる指先が患者さんの目の前で見えることを確認し，視野から外れるように動かします。患者さんには検者の眼を見つめてもらい，遠ざかる指先の方を見ないように指示します。検者の視野と比べて早く指先が見えなくなった場合，視野障害があると考えます。残りの3つの視野も1つずつ同様に検査します。

❸半 盲

▼問診

Q1 両側半分の視野の欠損か？

両視野の右側もしくは左側が欠損している場合は，同名半盲と言い，**後頭葉の脳血管障害**が疑われます。

突然発症で両視野の耳側半分が欠損している場合は，**下垂体卒中**を疑います。外眼筋麻痺による複視を訴える場合があります。下垂体腺腫の出血性梗塞が主な原因です。

▼神経診察

E1 視野検査

半盲を認めます。本項「❷突然発症の無痛性視神経障害」（☞p94）を参照して下さい。

❹ 緩徐発症の一側性有痛性視神経障害

▼問診

Q1 緩徐発症で，一側の眼痛のある視力障害か？

数時間～数日間かけて進行する一側の眼痛を伴う視力障害なら，**視神経炎**を疑います。眼球運動時痛があり，多くは発症直後から合併します。視神経炎はしばしば多発性硬化症/視神経脊髄炎に先行します。

複視を伴うなら**海綿静脈洞・眼窩先端部への下垂体腫瘍の浸潤**などを疑います。眼瞼下垂，外眼筋麻痺による複視，三叉神経障害による額の異常感覚などを伴います。

▼神経診察

E1 Marcus Gunn反射

視神経炎で認められます。本項「❶突然発症の有痛性視神経障害」(☞p93)を参照して下さい。

E2 眼球運動制限

海綿静脈洞，眼窩先端部への障害で認められます。「ものが二重に見える」(☞p82)を参照して下さい。

E3 眼瞼下垂

海綿静脈洞，眼窩先端部への障害で認められます。「ものが二重に見える」(☞p82)を参照して下さい。

E4 顔面の感覚障害

海綿静脈洞，眼窩先端部への障害で認められます。「顔が痺れる」(☞p98)を参照して下さい。

❺ 緩徐発症の無痛性視神経障害

▼問診

Q1 緩徐発症で，眼痛のない視力障害か？

鼻汁，鼻閉感があり一側に発症しているなら**鼻性視神経炎**を疑います。副鼻腔からの炎症の波及が原因で，早急に外科的治療を必要とする場合があります。

結核の治療中であるなら**薬剤性視神経障害**を疑います。エタンブトール，イソニアジド，ストレプトマイシンでの加療中に徐々に発症する，両側の左右差のない視力障害です。

▼神経診察

E1 Marcus Gunn反射

一側の視神経炎で認められます。本項「❶突然発症の有痛性視神経障害」(☞p93)を参照して下さい。

Scene 2「どうされましたか?」

6 顔が痺れる

「顔が痺れる」へのアプローチ

▶ 痺れが「ビリビリ感や感覚の低下」を意味するのか，あるいは「眼が閉じられない，口角から水が漏れる」などの運動障害を意味するのかに着目します。ビリビリ感や感覚の低下なら感覚障害として，運動障害なら顔面神経麻痺としてアプローチします。患者さんはしばしば運動障害も「痺れ」と表現しますので，感覚障害なのか運動障害なのかをまずは問診しておく必要があります。

First Impression どんなふうにおかしいと感じたか？	キーワード（考えられる神経徴候）	原因となる主な疾患
眼が閉じられない，口角から水が漏れる。	顔面神経麻痺（☞ ❶ p99）	◉末梢性顔面神経麻痺（ベル麻痺） ◉脳血管障害
発作的な痛みである。	神経痛・放散痛（☞ ❷ p100）	◉典型的三叉神経痛 ◉症候性三叉神経痛 ◉歯髄病変 ◉舌咽神経痛
痛みが持続的でアロディニアがある。	アロディニアを伴った顔面痛，感覚障害（☞ ❸ p102）	◉帯状疱疹後神経痛 ◉無疹性帯状疱疹
痛みや痺れが持続的でアロディニアがない。	持続する顔面痛，感覚障害（☞ ❹ p103）	◉副鼻腔炎　◉顎関節症 ◉延髄外側症候群（Wallenberg症候群） ◉非定型顔面痛 ◉numb-chin症候群

耳が聞こえにくい。	聴力障害を伴う顔面の感覚障害(☞  p104)	◉小脳橋角部病変

原因となる疾患は頻度順に並べている。赤字は緊急度が高い。

キーワード(考えられる神経徴候)と原因となる主な疾患

❶ 顔面神経麻痺

▼問診

Q1 痺れが「眼が閉じられない」「口角から水が漏れる」を意味するか?

これらは顔面神経麻痺の特徴です。神経診察で末梢性の所見があれば**末梢性顔面神経麻痺(ベル麻痺)**です。**脳血管障害**による顔面神経麻痺単独の発症は稀です。

▼神経診察

E1 顔面神経の診察

顔面を3つの部分に分けて診察します。まず,額のしわ寄せです(図1,動画1)。患者さんに顎を引き,上目づかいをしてもらいます。しわに左右差がある場合は核下性の顔面神経麻痺を意味し,しわが浅い側が麻痺側となります。しわに左右差がないなら中枢性の顔面神経麻痺を意味します。

続いて眼輪筋です。麻痺が高度であれば,閉眼(動画1)を指示しても麻痺側の眼瞼を閉じることができず兎眼(図2a)となります。軽度の眼輪筋麻痺の場合は,麻痺側のまつ毛が健側より瞼から長くはみ出して見えます。これをまつ毛徴候(図2b)と言います。

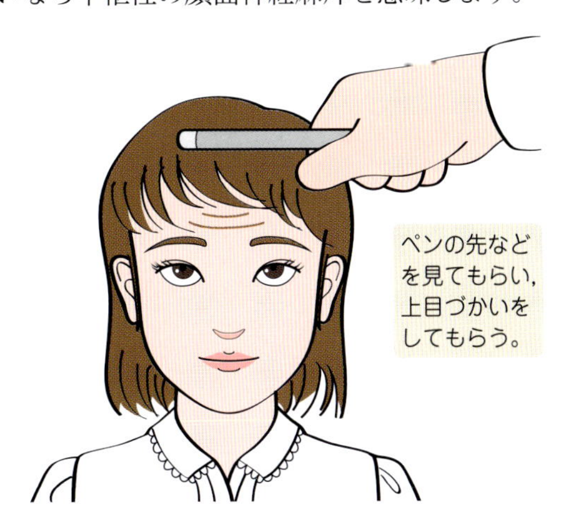
ペンの先などを見てもらい,上目づかいをしてもらう。

図1 ◉ 額のしわ寄せ(前頭筋)

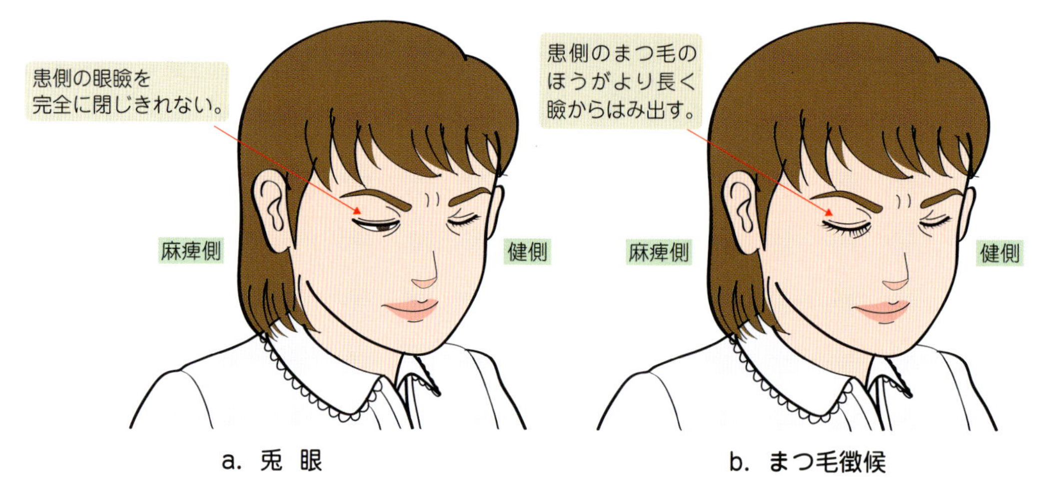

a. 兎 眼　　b. まつ毛徴候

図2 ◉ 眼輪筋

最後に口輪筋ですが，患者さんに「イー」と言ってもらうと（図3，動画1），麻痺側の口角は健側に引っ張られ鼻唇溝が浅くなります。

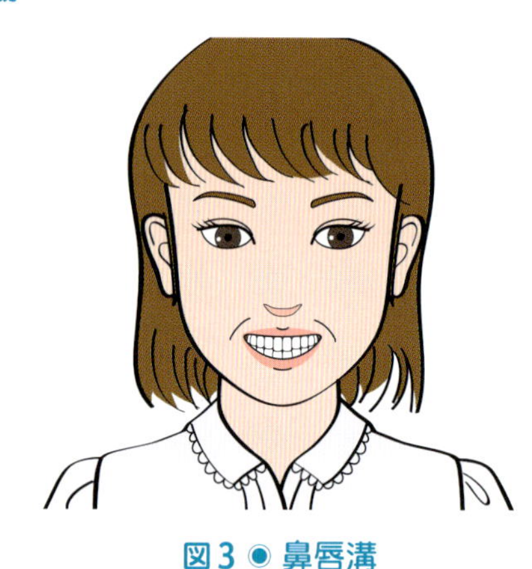

図3 ◉ 鼻唇溝

❷ 神経痛・放散痛

▼問診

Q1 発作的で，針で刺すような一瞬の痛みか？

片側の顔面の一部に出現し，間欠期には痛みがない場合は，**典型的三叉神経痛**を疑います。顔面，口腔粘膜への接触や動作で誘発され，上顎や下顎が好発部位です。

片側の顔面の一部に出現しているが，間欠期にも痛みが持続しているなら**症候性三叉神経痛**を疑います。多発性硬化症/視神経脊髄炎，強皮症，帯状疱疹，腫瘍による圧迫などがその原因として知られています。

熱い/冷たい飲み物や食べ物で誘発される上顎や下顎の痛みなら，**歯髄病変**からの放散痛を疑います。

下顎の下付近に，咀嚼，嚥下，会話が誘引となって，刺すような痛みが発作的に出るなら**舌咽神経痛**を疑います。舌後部，咽頭の発作的痛みが主ですが，顔面痛を合併することが知られています。

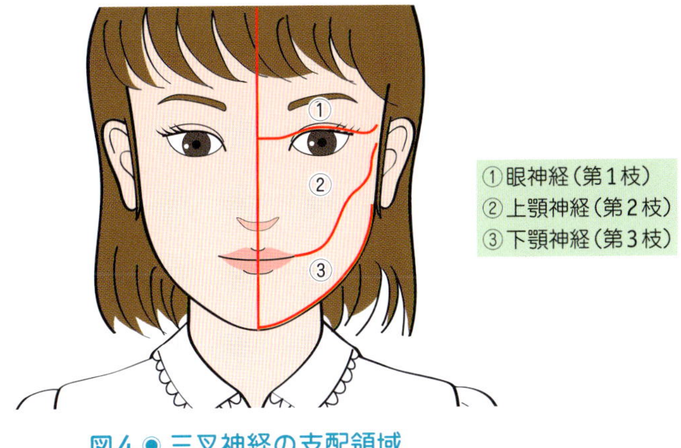

図4 ◉ 三叉神経の支配領域

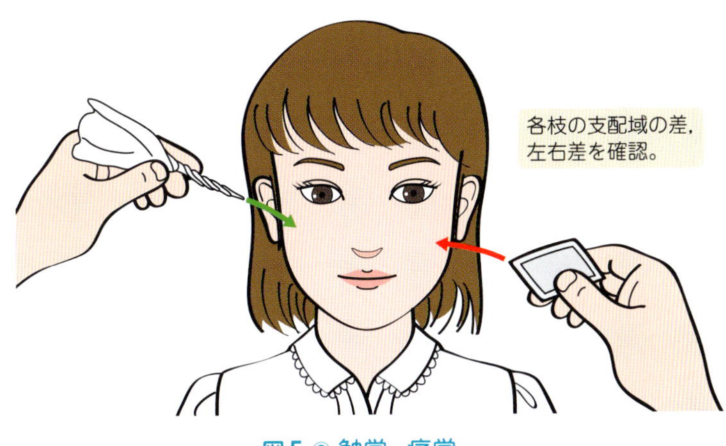

図5 ◉ 触覚・痛覚

▼神経診察

E1 三叉神経の診察

顔面の感覚は三叉神経の3本の枝によって支配されています(図4)。
痛みや痺れの場所が，三叉神経の支配領域に一致しているかどうかを確認します。触覚はティッシュペーパーを軽く捻ったもので触れ，それぞれの枝の支配域の差，左右差を確認します(図5)。痛みや痺れの場所が三叉神経の支配領域に一致していれば，症候性の三叉神経痛の可能性が出てきます。典型的三叉神経痛では，神経学的異常を伴いません。

E2 角膜反射(図6，動画2)

捻ったティッシュペーパーで，患者さんの視野に入らないように外側から角膜に触れます。反射が正常であれば両眼とも閉眼します。求心路が三叉

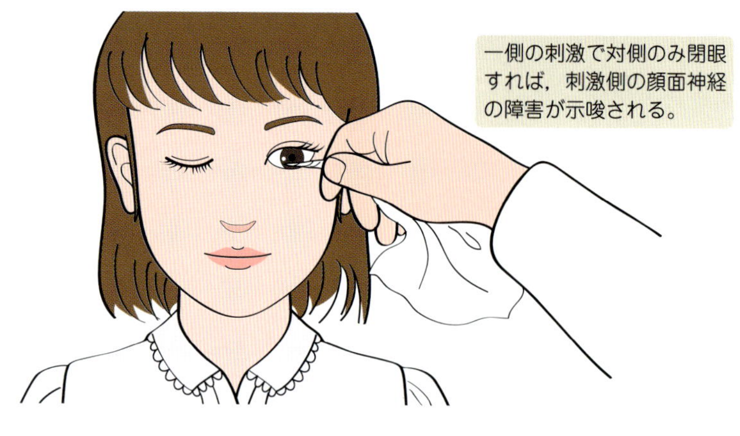
一側の刺激で対側のみ閉眼
すれば，刺激側の顔面神経
の障害が示唆される。

図6 ● 角膜反射

神経第1，2枝，遠心路が顔面神経となっているため，一側の刺激で両側の閉眼が起こらなければ，求心路である三叉神経の障害となります。角膜反射は鋭敏なため，症候性三叉神経痛で三叉神経障害がごく軽度でも，障害を検出できるため有用です。一側の刺激で刺激側のみ閉眼せず，反対側の閉眼が起これば，刺激側の遠心路の問題であり，顔面神経の障害が示唆されます。

❸ アロディニアを伴った顔面痛，感覚障害

▼問診

Q1 **痛みにならない程度の刺激で耐えられないような疼痛を自覚するアロディニアを伴うか？**

帯状疱疹後，水疱が改善しても持続する痛みで，軽く触っただけで刺すような痛みを感じるなら**帯状疱疹後神経痛**を疑います。

三叉神経領域に疼痛，アロディニア（通常では痛みを引き起こさない刺激によって生じる痛み）があるが，皮疹が先行していない場合は，**無疹性帯状疱疹**を疑います。宿主の免疫反応によって皮疹が出現しないとされていますが，診断は難しいです。

▼神経診察

E1 **三叉神経の診察**

帯状疱疹後神経痛，無疹性帯状疱疹では，痛みの領域が三叉神経支配領域に一致してきます。本項「❷神経痛・放散痛」（☞p101）を参照して下さい。

❹ 持続する顔面痛，感覚障害

▼問診

Q1　発作的ではなく，持続する痛みもしくは痺れでアロディニアがない？

夕方軽減し，前傾姿勢で増強する顔面の痛みなら**副鼻腔炎**を疑います。鼻汁が排出される夕方に症状がいくぶん軽減します。頬部の痛みは上顎洞，前額部の痛みは前頭洞，眼窩の奥や鼻根部の痛みは篩骨洞や蝶形骨洞の副鼻腔炎が示唆されます。

顎関節痛，開口障害を伴う顔面の痛みなら**顎関節症**を疑います。頸部や側頭部に放散することがあります。

突然発症の半側の顔面のビリビリ感に加え，嚥下障害，めまいなどを伴っているなら**延髄外側症候群（Wallenberg症候群）**を疑います。発症後1週間以内に病巣側の眼窩付近に灼熱感を伴う痛みを自覚する場合があります。

30～50歳代女性の，慢性・持続性で片側の耐え難い痛みなら**非定型顔面痛**を疑います。疲労やストレスが増悪因子とされています。

一側のオトガイ，下唇，歯肉の痛みなら**numb-chin症候群**（図7）を疑います。乳がん，前立腺がん，多発性骨髄腫，悪性リンパ腫などの下顎骨への転移，オトガイ神経への浸潤によるとされています。発作的な発症もありますが持続的な痛みで，咀嚼で悪化することがあり，痛みのある場所に感覚障害を伴います。numb-chin症候群が悪性腫瘍の発症に先行することもあります。

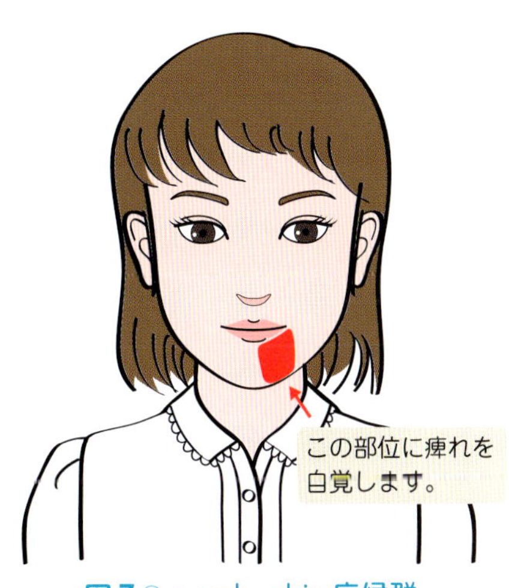

図7◉ numb-chin症候群

▼神経診察

E1　三叉神経の診察

触覚の診察に続いて，アルコール綿パックの角を使って痛覚を調べます（図5）。痛覚が保たれている場合は解離性感覚障害と言い，延髄外側症候群（Wallenberg症候群）などの脳幹障害が疑われます。

❺ 聴力障害を伴う顔面の感覚障害

▼問診

Q1　顔面の痺れと同側の聴力障害があり，めまいを伴うか？

その場合，**小脳橋角部病変**が疑われます。慢性の経過なら聴神経腫瘍の可能性が出てきます。

▼神経診察

E1　聴　力

患者さんの耳から15cmほどの距離で指をすり合わせて，その音が聞こえるかどうか確認します（図8）。左右片方ずつ行い，聞こえにくい側に聴力障害があると考えます。ただし，軽度の聴力障害では左右差が出ないこともあるので注意が必要です。

指のすり合わせで聴力障害が疑われたら，Weber法を試します（図9，動画3）。音叉を振動させて患者さんの額の中央に当て，振動がどちらの耳により強く響くかを聞きます。指こすりで聴力障害が疑われる側に振動が強く響く場合は伝音性難聴とされ，健側に強く響く場合は感音性難聴とされます。三叉神経障害に顔面神経麻痺もしくは感音性聴力障害を伴う場合は，小脳橋角部の病変が示唆されます。

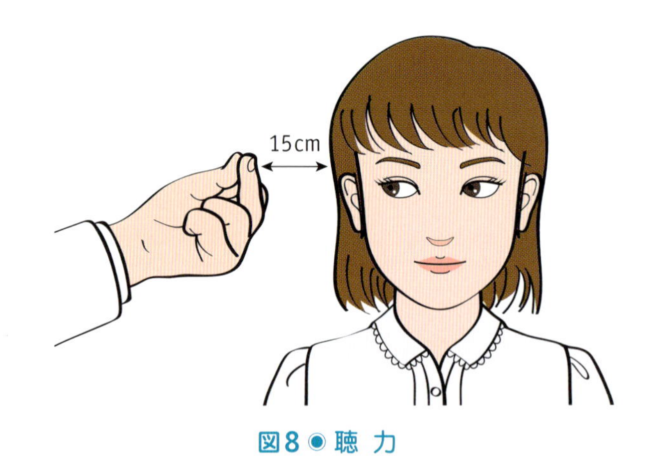

図8 ◉ 聴　力

振動させた音叉を額中央に当て，左右どちらの耳により強く響くかを確認。

聴力障害側に強く響く：伝音性難聴
健側に強く響く：感音性難聴

図9 ◉ Weber法

7 めまいがする

「めまいがする」へのアプローチ

▶ 以下が中枢性めまいの鑑別ポイントです。

中枢性である可能性がかなり高いポイント：「注視方向性眼振がある」「そのほかの脳神経所見がある」「Horner徴候がある」「協調運動障害がある」「肢の感覚障害がある」「足踏み試験で回旋せずに，どちらか側方に寄ってしまう」のいずれかがある場合。

実際には，病歴・身体所見でも中枢性と末梢性の鑑別に苦慮することがしばしばあります。その際は空振りを気にせず，二次病院での画像検査を依頼することが重要です。

First Impression どんなふうにおかしいと感じたか？	キーワード（考えられる神経徴候）	原因となる主な疾患
ぐるぐる回る，景色が流れる回転性めまい。 頭痛，複視，口周囲の異常感覚，顔面の筋力低下，構音障害，嚥下障害などの随伴症状がある。	脳神経症状を伴う回転性めまい／浮動性めまい （☞ ❶ p106）	◉脳血管障害 ◉脳底動脈循環不全 ◉脳底型片頭痛 ◉片頭痛性めまい ◉鎖骨下動脈盗血症候群

ぐるぐる回る，景色が流れる回転性めまい。 頭痛，複視，口周囲の異常感覚，顔面の筋力低下，構音障害，嚥下障害などの随伴症状はないが，耳鳴り，耳閉感，難聴は伴う。	蝸牛症状を伴う回転性めまい/浮動性めまい (☞ ❷ p110)	◉メニエール病 ◉脳血管障害 ◉突発性難聴 ◉聴神経腫瘍 ◉外リンパ瘻
ぐるぐる回る，景色が流れる回転性めまい。 随伴症状がない。	随伴症状を伴わない回転性めまい(☞ ❸ p111)	◉良性頭位変換性めまい ◉acute vestibular syndrome（前庭神経炎，脳血管障害）
船に乗っているようなふわふわした浮動性めまいが突然発症した。	突然発症の浮動性めまい (☞ ❹ p114)	◉脳血管障害 ◉脳底動脈循環不全
船に乗っているようなふわふわした浮動性めまいだが，突然発症ではない。	突然発症でない浮動性めまい(☞ ❺ p115)	◉筋緊張型頭痛 ◉心因性めまい ◉中毒性めまい ◉頸性めまい
目の前が真っ暗になり，血の気がひくような失神寸前の状態。	前失神状態	「『気を失う＝頭部CT』でいいの？」(☞p161)

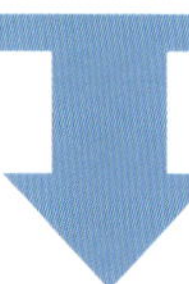

原因となる疾患は頻度順に並べている。赤字は緊急度が高い。

キーワード（考えられる神経徴候）と原因となる主な疾患

❶ 脳神経症状を伴う回転性めまい/浮動性めまい

▼問診

Q1 頭痛，複視，口周囲の異常感覚，顔面の筋力低下，構音障害，嚥下障害があるか？

突然発症なら小脳脳幹の**脳血管障害**を疑います。動作で回転性めまいが増悪しますが，良性頭位変換性めまい（☞p111）と違い1分以上持続し，一定の頭位をとっても，めまいは改善しません。歩行は困難で，数日間持続することが良性頭位変換性めまいとの最大の鑑別点です。随伴症状を伴わない回転性めまいのみを呈することもあるため，「頭位変換時めまい」というキーワードだけで末梢性とするのは危険です。また，前下小脳動脈の閉塞の場合は内耳の虚血をきたすため，回転性めまいと同時発症で難聴をきたす場合もあります。末梢性めまいと違い，難聴の同時発症は危険な病歴です。

数十秒～数十分の耳鳴り，難聴を伴わないがほかの脳神経症状を伴うフラフラ感があるなら**脳底動脈循環不全**を疑います。嘔気を伴い，頭位変換で増悪することがあります。必ずしも浮動性とは限らず，回転性のこともあります。脳底動脈狭窄症では，この浮動性めまいを繰り返してついに意識消失をきたし，ER受診となる症例にしばしば遭遇します。

発症の前兆として5分以上かけて回転性めまいが増悪し，60分以内に改善し，めまい出現中もしくは出現後に拍動性の頭痛や嘔気が始まるなら**脳底型片頭痛**を疑います。回転性めまい以外に起こりうる前兆として，構音障害，耳鳴り，難聴，複視，運動失調，意識レベルの低下などがあります。

片頭痛患者が，光過敏，音過敏，閃輝暗点などを伴い，回転性めまい，浮動性めまい，頭位変換や頭部の運動での動揺感を呈しているなら**片頭痛性めまい**を疑います。数分～数時間，時に3日間ほど持続し，反復して発作性に起こります。めまい発作時に頭痛を伴う場合と，必ずしも伴わない場合があります。

突然発症で，上肢を動かした後の発作性の回転性めまいなら**鎖骨下動脈盗血症候群**を疑います。複視，顔面の感覚障害，構音障害など，脳底動脈の灌流域の脳幹症状を伴うことがあります。

▼神経診察

E1　側方注視眼振（図1）

患者さんに眼前30cmほどの距離でペンライトなどの先を見てもらい，正面視で眼振がないか確認します。次に左側方にペンライトを動かし，右眼の虹彩の縁が涙丘のラインまで達するように側方視してもらいます。涙丘のラインを超えて注視させると，正常でも眼球様運動が出現しますので注意が必要です。同様に右側方視も行います。最後にペンライトを動かし，上方視と下方視時の眼振を確認します。

めまいの患者さんでの眼振診察のポイントは，側方注視眼振を見つけることです。側方注視眼振とは，左右を見つめた方向にそれぞれ急速相（素早

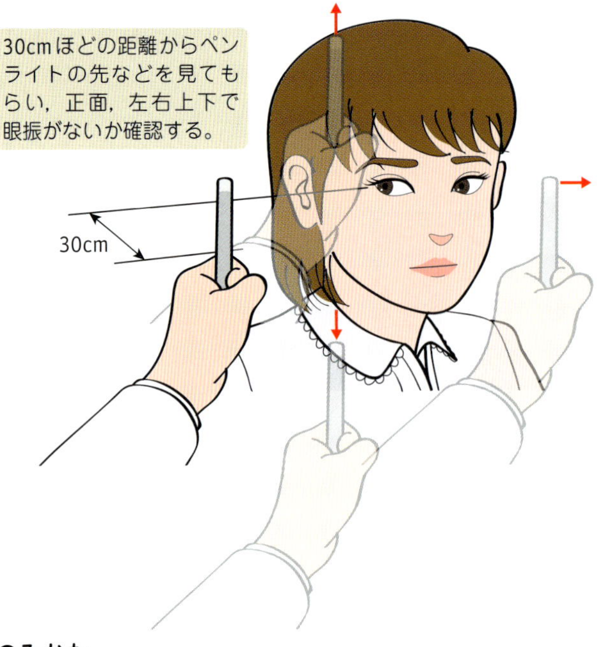

a．眼振のみかた

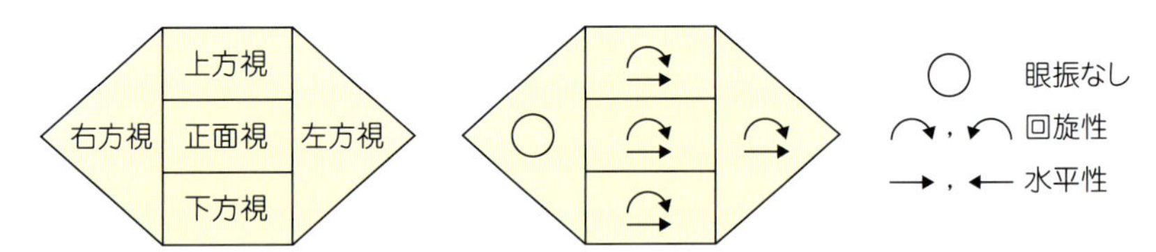

b．注視眼振の記載法

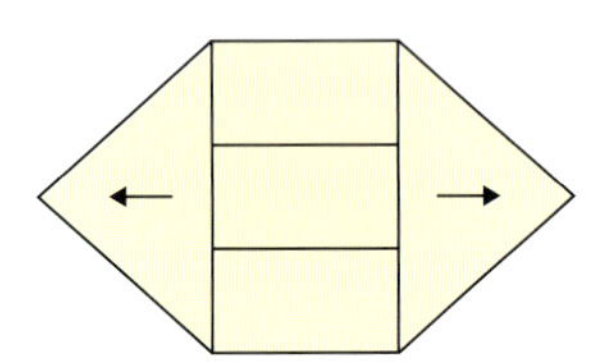

c．側方注視眼振の記載例

図1 ◉ 側方注視眼振

く動く方向）がある眼振のことを言います。側方注視眼振を認めれば中枢病変を意味します。

E2 眼球運動障害，顔面の感覚障害，構音障害，嚥下障害

眼球運動障害については「ものが二重に見える」（☞p82），顔面の感覚障害については「顔が痺れる」（☞p98），構音障害については「話し方がおかしい」（☞p42），嚥下障害については「むせる・ものが飲みにくい」（☞p138）を参照して下さい。

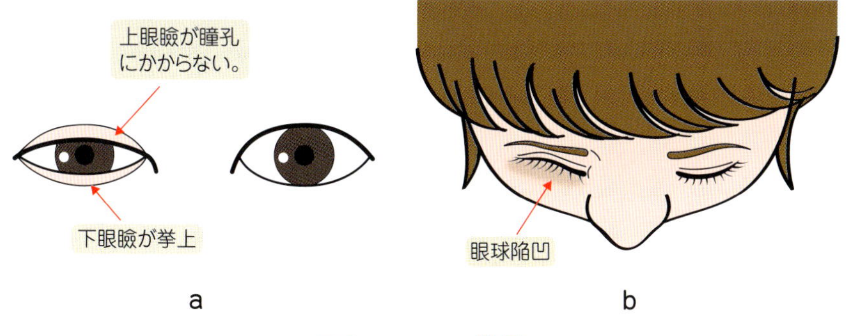

図2 ◉ Horner徴候

E3 Horner徴候（図2）

Horner徴候は，縮瞳，眼裂狭小，眼球陥凹，額の患側の発汗低下からなります。眼瞼下垂では瞳孔に上眼瞼がかかるので患者さんはしばしば視野の狭さを自覚しますが，Horner徴候の眼裂狭小は瞳孔に上眼瞼がかからないため視野の異常を自覚しません。また眼瞼下垂と異なり，下眼瞼が挙上している点も重要です。眼球陥凹は，頭部の上方から見下ろしたときにまつ毛が健側より引っ込んで見えることで判断できます。

中枢性のHorner徴候では発汗の低下を伴います。回転性めまいであってもHorner徴候がある場合は，延髄外側症候群（Wallenberg症候群）の可能性が出てきます。

E4 協調運動障害

中枢性めまいではtandem gaitができません。「神経診察のABC」（☞p11）を参照して下さい。

E5 足踏み試験（図3）

片側の迷路障害を検査するときに行います。安全を確認しながら，立位で両上肢を前方に挙上し，閉眼したままその場で30秒ほど足踏みをしてもらいます。片側の迷路障害がある場合は，病変側に体が回旋していく現象が認められます。中枢性の場合は，回旋せずに側方に体が移動していきます。

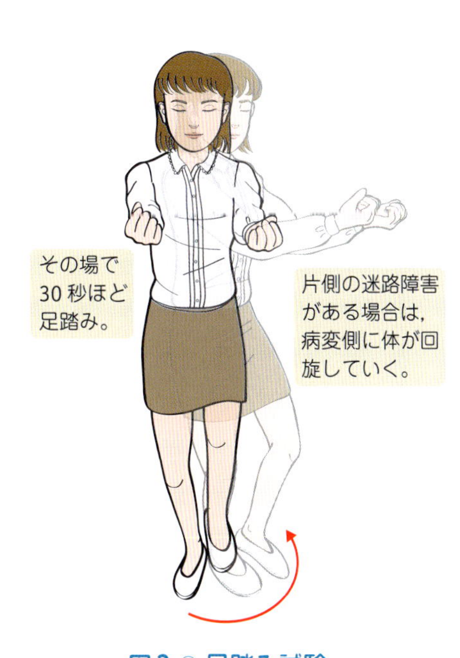

図3 ◉ 足踏み試験

❷ 蝸牛症状を伴う回転性めまい／浮動性めまい

▼問診

Q1　耳鳴り，耳閉感，難聴を伴っているか？

その場合の代表格は**メニエール病**です。耳鳴り，耳閉感，難聴で始まり，1時間以内に回転性めまいが生じ蒼白，発汗，嘔気を伴います。発作は20分～24時間持続しますが，24時間を超えることはないとされています。歩行は困難です。診断には，過去に同様のめまいがある反復性が重要です。メニエール病の中には耳鳴り，耳閉感，難聴が先行しない症例もあり，中枢性めまいとの鑑別に苦慮する場合もしばしばあります。**脳血管障害**でも難聴を伴うことがあるので注意が必要です。

突然の発症で，回転性めまいを伴う難聴なら**突発性難聴**を疑います。突然発症の高度難聴が主症状です。めまいは随伴症状にすぎないはずですが，めまい症状を中心に訴え，難聴が主訴とならない場合もありますので注意が必要です。

年単位で，緩徐進行性耳鳴，聴力低下を伴う回転性めまいなら**聴神経腫瘍**を疑います。めまいは回転性だけでなく浮動性もありえます。

いきむ，鼻をかむなど，鼓室圧が急激に変動した後に突然発症するめまいなら**外リンパ瘻**を疑います。回転性めまい／浮動性めまいのどちらも呈します。耳閉感，難聴があり，水の流れるような耳鳴りが特徴です。

▼神経診察

E1　Frenzel眼鏡

回転性めまいを訴える患者さんの診察でわかりにくいのは，そのめまいが末梢性なのか中枢性なのかの判別です。末梢性めまいは注視によって抑制されていますので，もし裸眼下の正面視で眼振が認められなくても，Frenzel眼鏡をつけることで眼振が明らかになるなら，その回転性めまいは末梢性と考えることができます。ただし，良性頭位変換性めまいでは，頭位変換なしの安静時にはFrenzel眼鏡をつけても眼振は見えません。

E2　聴　力

患者さんの耳から15cmほど離して検者が指をすり合わせ，聞こえ方に左右差があるかどうか確認します。「顔が痺れる」（☞p104）を参照して下さい。

E3 足踏み試験

本項「❶脳神経症状を伴う回転性めまい／浮動性めまい」（☞p106）を参照して下さい。

E4 tandem gait

末梢性でも，メニエール病ではtandem gaitができないため，「tandem gaitができない」というだけでは中枢性とは決められません。「神経診察のABC」（☞p11）を参照して下さい。

❸ 随伴症状を伴わない回転性めまい

▼問診

Q1 回転性めまいのみで随伴症状を伴わないか？

頭を動かした直後でなく，数秒間の間隔を空けてぐるぐると景色が回る回転性めまいを自覚し，じっとしていると1分程度でおさまるものの頭を動かすとまた同様のめまいが出現するなら**良性頭位変換性めまい**を疑います。明け方にトイレに起きたときの発症が多いようです。患側への寝返り・回転で増悪しますが，じっとしているとめまいは消失します。嘔気・嘔吐を伴いますが，耳鳴り，難聴はありません。めまいが落ち着いてくれば歩行可能で，tandem gaitも可能です。患者さんのめまいの持続時間の表現として，めまい後に残る嘔気を含めて「数時間」「数十分」とする場合があり，純粋な回転性めまいの持続時間を聴取する必要があります。

頭位変換でめまい，嘔気・嘔吐が増悪し，頭位変換時以外でもめまいが数時間から数日持続し，自発眼振があり，歩行が不安定であるめまいをacute vestibular syndrome（AVS）と呼びます。めまいの持続時間が長い点，自発眼振が安静時でも見られる点が，良性頭位変換性めまいとの大きな違いです。原因疾患としては，ウイルス感染症後の突然ではないが急性発症の耳鳴り，難聴を伴わない回転性めまいなら**前庭神経炎**を疑います。1週間程度持続します。上気道炎の先行感染が有名ですが，先行感染が捉えられるのは50％以下です。

AVSの多くが末梢性めまいですが，見逃したくない疾患である脳梗塞が含まれている点がやっかいです。

E1 Frenzel眼鏡

本項「❷蝸牛症状を伴う回転性めまい/浮動性めまい」(☞p110)を参照して下さい。

E2 Dix-Hallpike試験の変法（図4，動画1）

1分程度でおさまる回転性めまいなら，**良性頭位変換性めまい**を疑います。その際は正面視で自発眼振が認められませんので，頭位変換を行うことで眼振を誘発するDix-Hallpike法を行います。ベッドの端に腰掛けたままできる，より簡単な変法を覚えておくと便利です。頭部を45°左に向けて，そのまま右側臥位にします。同様に45°右に向けて，そのまま左側臥位にします。めまいと眼振が誘発された側が患側になります。

E3 HINTSとHINTS plus

1分以上続く回転性めまいなら，良性頭位変換性めまいの可能性は低くなるため，Dix-Hallpike試験を行わず，以下に述べるHINTSもしくはHINTS plusを行います。なぜなら，良性頭位変換性めまい以外にDix-Hallpike試験を行うと，かなりの苦痛を患者さんに強いることになるからです。

HINTSは，head-impulse test，nystagmus，test of skewの頭文字

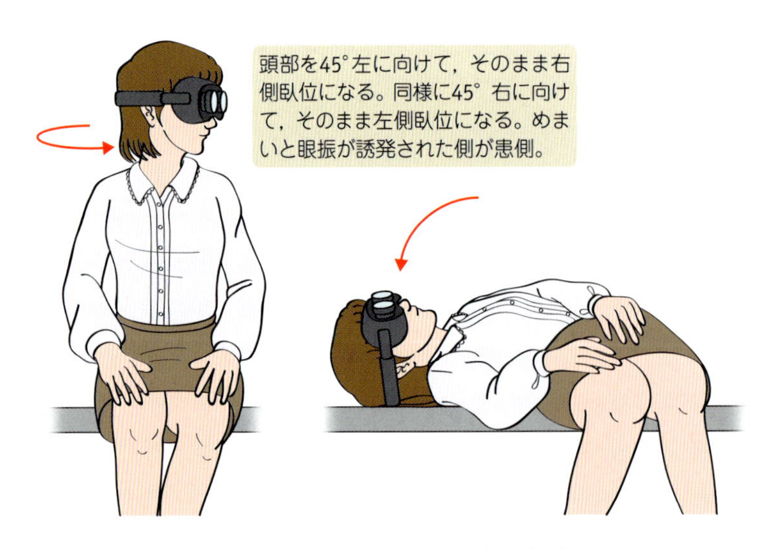

図4 ◉ Dix-Hallpike試験の変法

を取ったもので，3つの所見を組み合わせることで，AVSの中からMRIより優れた感度で脳卒中を除外できると2009年のStroke誌に掲載されました[1)]。

①head-impulse test（図5，動画2）

患者さんに30° 前屈位で検者の鼻を凝視してもらいながら，検者は患者さんの頭部をすばやく回旋させます。もし右側の前庭眼反射の障害があると，頭部を右へ回旋すると同時に回旋した側を見てしまい，検者の鼻を凝視できず，ワンテンポ遅れて検者の鼻を凝視します。左右で確認していきますが，前庭眼反射障害があれば，末梢性めまいを意味します。したがって，頸部を回旋したときに鼻を凝視できる場合は，中枢性めまいである可能性が出てきます。

②direction-changing nystagmus（注視方向交代性眼振）

診察方法は図1に示してありますが，注視した方向それぞれに急速相を持つ眼振がdirection-changing nystagmus（注視方向交代性眼振）です。すなわち，左外転位にしたときに左方向に急速相があり，右外転位にしたときに今度は右方向に急速相を持つ眼振が現れます。

③test of skew deviation

「ものが二重にみえる」（☞p82，図1）にある方法で眼位をみますが，skew deviation（斜変位）があると，図6aのように右眼が下方に，左眼が上方に偏位しているのがわかります。これを確認した後に，検者の手で片眼ず

右側の前庭眼反射の障害がある場合，頭部を右へ回旋すると同時に回旋した側を見てしまい，検者の鼻を凝視できず，ワンテンポ遅れて検者の鼻を凝視する。

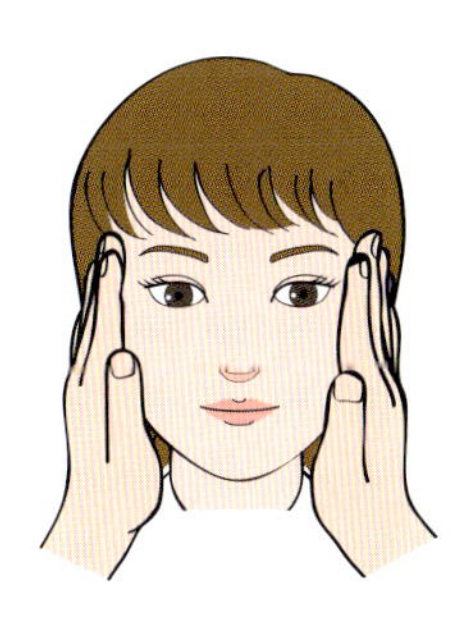
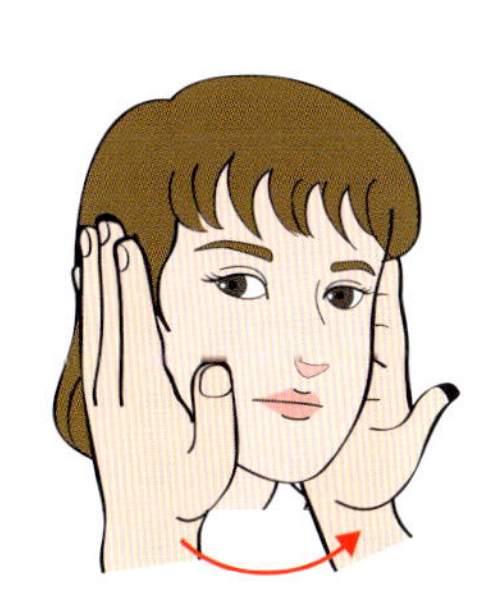
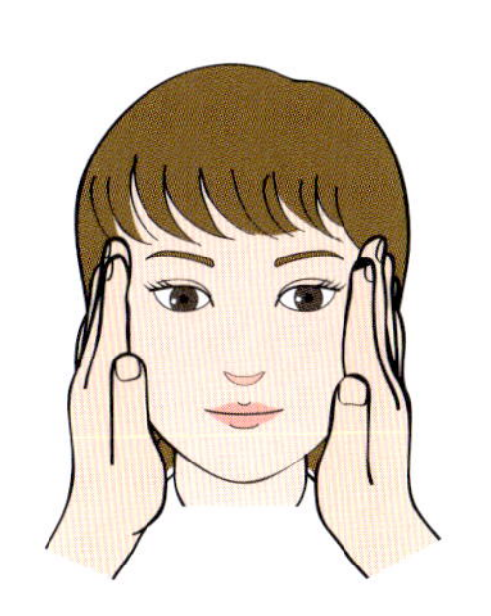
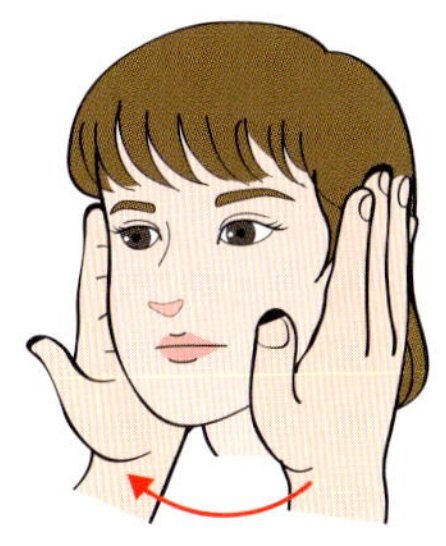
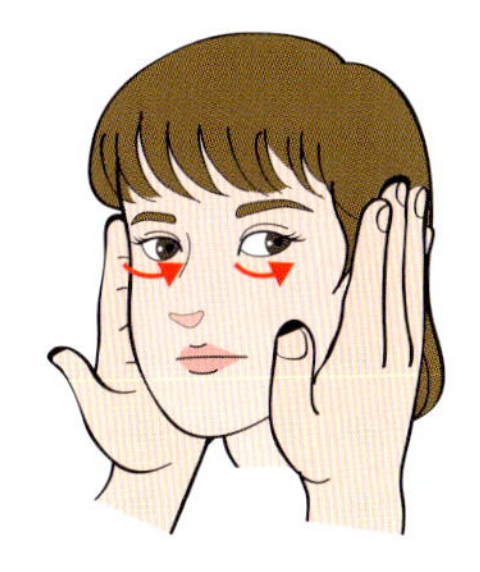

図5 ● head-impulse test

a

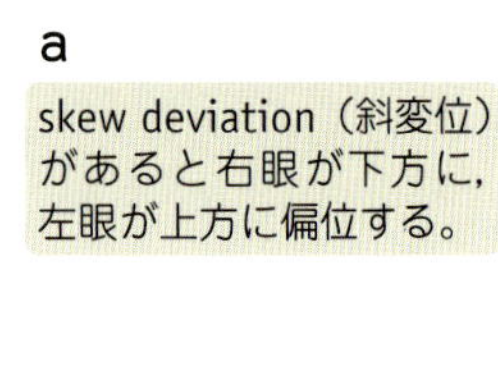

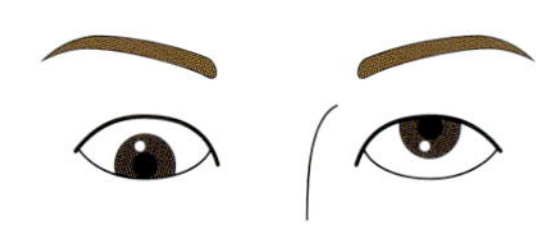

b

右眼を遮蔽すると左眼は
ゆっくり下転し，次に左
眼を遮蔽すると右眼が
ゆっくり上転してくる。

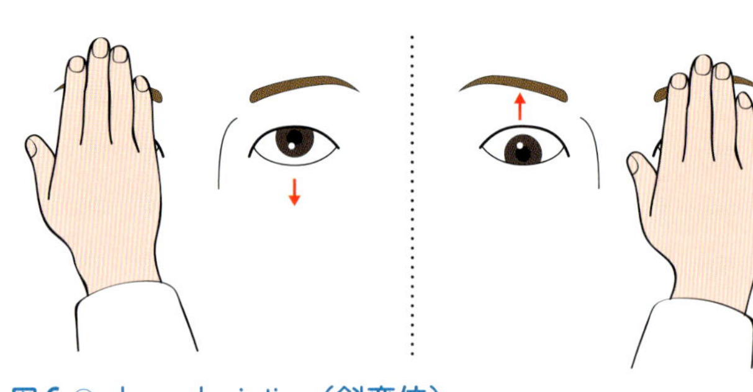

図6 ● skew deviation（斜変位）

つ交互に眼を隠します。右眼を遮蔽すると左眼はゆっくり下転してきます。次に左眼を遮蔽すると右眼がゆっくり上転してきます（図6b）。この現象が認められればtest of skew deviationは陽性となります。

①head-impulse testが中枢パターン，②direction-changing nystagmu有り，③skew deviation有りの3つのうち，1つでも陽性なら脳梗塞に対しての感度100%，特異度96%とのことでした。すなわち，head-impulse testで前庭眼反射が障害されているパターンで，direction-changing nystagmuとskew deviationが陰性なら，中枢性めまいは否定できることになります。先に述べたようにMRI拡散強調画像より有用とされているようです。

また，HINTSに聴力検査を加えたHINTS plusという方法もあります。「神経診察のABC」の図13（☞p7）のように聴力を評価する方法を加えたものです。head-impulse testで前庭眼反射が障害されているパターンで，direction-changing nystagmusとskew deivaitonが陰性で，聴力が正常なら，AVSにおいて感度100%で10mm以下の脳梗塞を除外できそうとのことでした。

❹ 突然発症の浮動性めまい

本項「❶脳神経症状を伴う回転性めまい/浮動性めまい」（☞p106）を参照して下さい。

⑤ 突然発症でない浮動性めまい

▼問診

Q1　いつとはなしに自覚するようになった浮動性めまいか？

午後になると発症する締めつけられるような後頸部の頭痛と歩行時のフラフラ感，動作変換時のクラクラ感を伴うなら**筋緊張型頭痛**を疑います。浮動性めまいの最大の原因は筋緊張型頭痛と肩こりとされています。

うつ病，不安障害，身体化障害のある患者さんが浮動性めまいを訴えるなら，もちろん器質的疾患が除外されてからですが，**心因性めまい**を疑います。経過は長く，めまいの訴えもはっきりしません。多くは胸痛，息切れ，口唇周囲，手の痺れなどを併発します。

アミノグリコシド，ミノサイクリン，ジソピラミド，フェニトインなどを使用後の浮動性めまいなら**中毒性めまい**を疑います。服用中止後，数日で軽快します。

頭部回旋で繰り返して誘発されるなら，**頸性めまい**を疑います。一定の頸部運動により反復性に起こる浮動性めまいが主ですが，回転性めまいをきたすこともあります。頸椎疾患が既に指摘されていることが多く，頸部痛，後頭部痛，上肢のビリビリ感をそもそも訴えているのが普通です。嘔気，霧視，眼前閃輝，耳閉感などを伴うことがあります。

▼神経診察

E1　上肢の感覚障害，深部腱反射の異常，Babinski徴候

頸性めまいでは頸椎病変があるため，神経根支配に一致した感覚障害や，障害を受けた神経根レベルの深部腱反射の異常を伴います。「手足が痺れる」(☞p116)を参照して下さい。脊髄症を合併すれば，錐体路障害としてのBabinski徴候を伴う場合があります。「歩き方がおかしい」(☞p25)を参照して下さい。

◉文献

1) Kattah JC, et al:HINTS to diagnose stroke in the acute vestibular syndrome:three-step bedside oculomotor examination more sensitive than early MRI diffusion-weighted imaging. Stroke. 2009;40(11):3504-10.

8 手足が痺れる

「手足が痺れる」へのアプローチ

▶いわゆる「痺れ」と患者さんが表現している症状が，感覚障害を意味しているのか，運動障害を「痺れ」と表現しているだけなのかを，まず明らかにする必要があります。もし，「痺れ」が運動障害を表しているのなら，「力が入らない・立てない」（☞p142）を参照して下さい。

First Impression どんなふうにおかしいと感じたか？	キーワード（考えられる神経徴候）	原因となる主な疾患
突然発症した半身の痺れ。	突然発症の半側感覚障害（☞❶p117）	◉脳血管障害
突然発症した一肢の痺れ。	突然発症の単肢感覚障害（☞❷p119）	◉急性動脈閉塞症
一側上肢の痺れで，疼痛が先行している。	疼痛先行の一側上肢の感覚障害（☞❸p119）	◉頸椎症性神経根症
一側の手指の痺れで，薬指に境界がある。	一側上肢の末梢性感覚障害（☞❹p122）	◉手根管症候群 ◉肘部管症候群
一側上肢の痺れで，疼痛が先行していない。	疼痛が先行しない一側上肢の感覚障害（☞❺p126）	◉頸部脊髄症 ◉胸郭出口症候群
一側下肢の痺れで，疼痛が先行している。	疼痛先行の一側下肢の感覚障害（☞❻p129）	◉腰椎椎間板ヘルニア ◉急性動脈閉塞症

一側下肢の痺れで，疼痛が先行していない。	疼痛が先行しない一側下肢の感覚障害（☞ ❼ p130）	◉足根管症候群 ◉外側大腿皮神経障害 ◉総腓骨神経麻痺
両上肢の痺れ。	両上肢の感覚障害（☞ ❽ p133）	◉頸部脊髄症 ◉脊髄空洞症
両下肢の痺れ。	両下肢の感覚障害（☞ ❾ p134）	◉馬尾症候群
四肢の痺れ。	四肢の感覚障害（☞ ❿ p136）	◉感覚性多発神経障害 ◉多発単神経障害
体幹の痺れ。	体幹の感覚障害（☞ ⓫ p137）	◉帯状痛 ◉体幹部帯状感覚

原因となる疾患は頻度順に並べている。赤字は緊急度が高い。

キーワード（考えられる神経徴候）と原因となる主な疾患

❶ 突然発症の半側感覚障害

▼問診

Q1 突然発症で，顔面を含む同側半身の感覚障害，顔面と対側半身の感覚障害，片側の下口唇と同側の母指・示指の感覚障害などが現れているか？

突然発症の感覚障害のみをきたす脳疾患は，ほとんどが**脳血管障害**と考えてよいと思われます。顔面を含む同側半身の感覚障害なら視床病変，顔面と対側半身の感覚障害なら脳幹病変を示唆します。また，片側の下口唇と同側の母指・示指の感覚障害はcheiro-oral症候群と呼ばれ，視床のVPL核病変とされています（図1）。

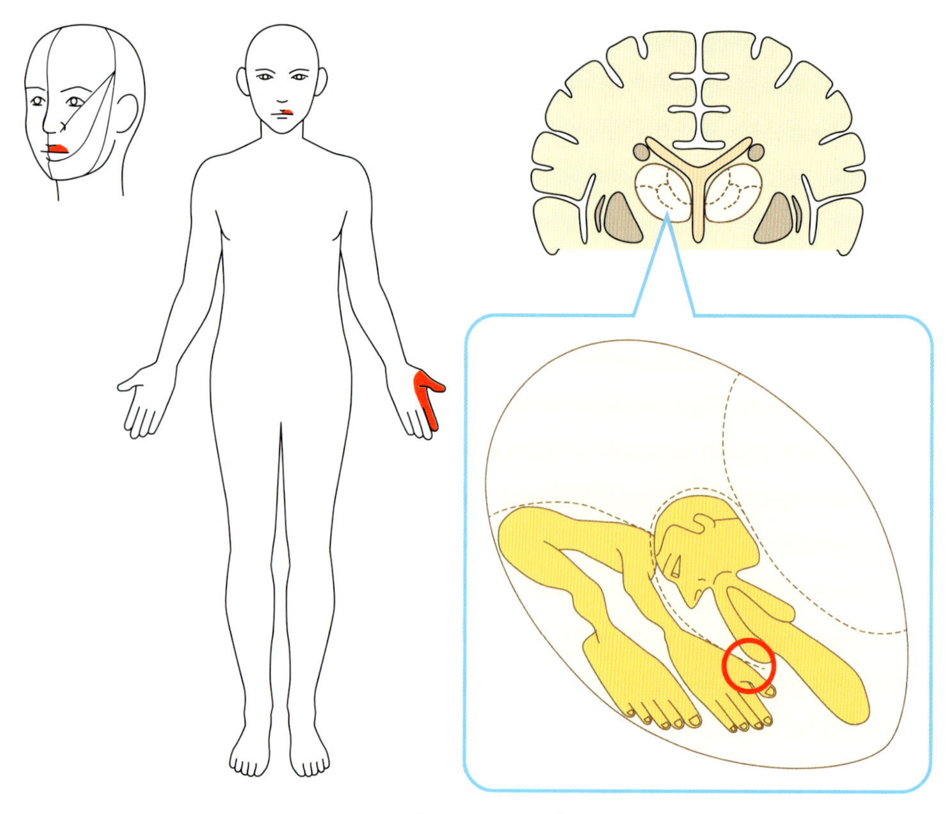

図1 ◉ cheiro-oral症候群

▼神経診察

E1 感覚障害

感覚障害のみかたは本項の全項目で共通です。触覚・温痛覚からなる表在感覚，後述する振動覚・関節覚（位置覚と運動覚）からなる深部感覚についてそれぞれ検査します。

表在感覚は，まず触覚から，捻ったティッシュペーパーで皮膚表面に触れることで検査します。続いて温痛覚ですが，温度覚と痛覚はほぼ同時に障害を受けるため，検査しやすい痛覚をアルコール綿パックの角で皮膚に触れて検査します（図2）。

まず，上肢の左右差，続いて下肢の左右差をみていきます。脳血管障害の場合は，上肢・下肢ともに最も遠位の指先で捻ったティッシュペーパーとアルコール綿の角を用いて表在感覚をみるのがよいでしょう。

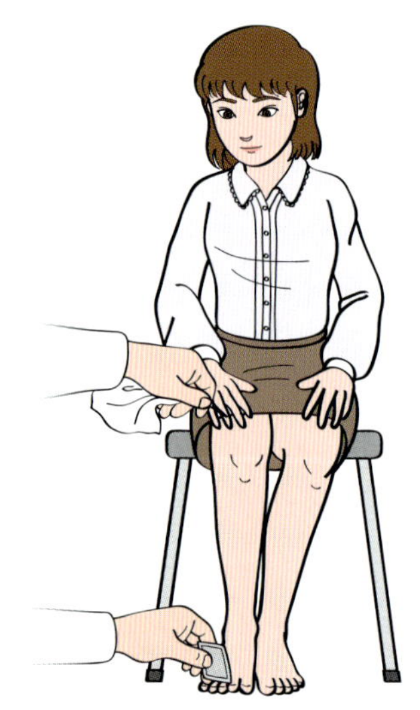

図2 ◉ 触覚・痛覚のみかた

❷ 突然発症の単肢感覚障害

▼問診

Q1　突然発症で，痛みと冷感を伴っているか？

その場合，**急性動脈閉塞症**を疑います。多くは激しい痛みを訴えますが，痛みが軽度でビリビリ感のような感覚障害が中心の場合，脳血管障害と間違われることがあります。急性動脈閉塞症では冷感を伴うことが鑑別点になります。

▼神経診察

E1　動脈の触知

症状のある肢の橈骨，足背動脈を触知します。足背動脈は健常者でも触知できない場合があります。その際は，後脛骨動脈の触知を試みます。

❸ 疼痛先行の一側上肢の感覚障害

▼問診

Q1　頸部，背部などの疼痛が先行し，一側上肢のビリビリとした痺れが出現しているか？

その場合，**頸椎症性神経根症**を疑います。頸部や背部の痛みが先行することが，胸郭出口症候群，頸部脊髄症などとの鑑別点です。頸部の伸展や，頸部を患側に傾けるなどの動作で痺れが増強します。朝改善し，夕方に増強する傾向があります。上腕を外転すると痺れが軽快する場合があり，これは外転でむしろ増悪する胸郭出口症候群との鑑別点になります。

▼神経診察

E1　一側上肢の感覚障害

痺れを自覚している場所から正常な部位に向けて捻ったティッシュペーパーとアルコール綿の角で触れて表在感覚をみます。この方法だと感覚障害の境界が同定しやすくなります。皮膚の神経分布（☞p120，図3a）を参考にしながら，どの神経根の領域なのかを確認していきます。簡単な鑑別法は，痺れが最も強い指が母指もしくは母指と示指がほぼ同じならC6，示指あるいは中指ならC7，小指ならC8と覚えておくと便利です。

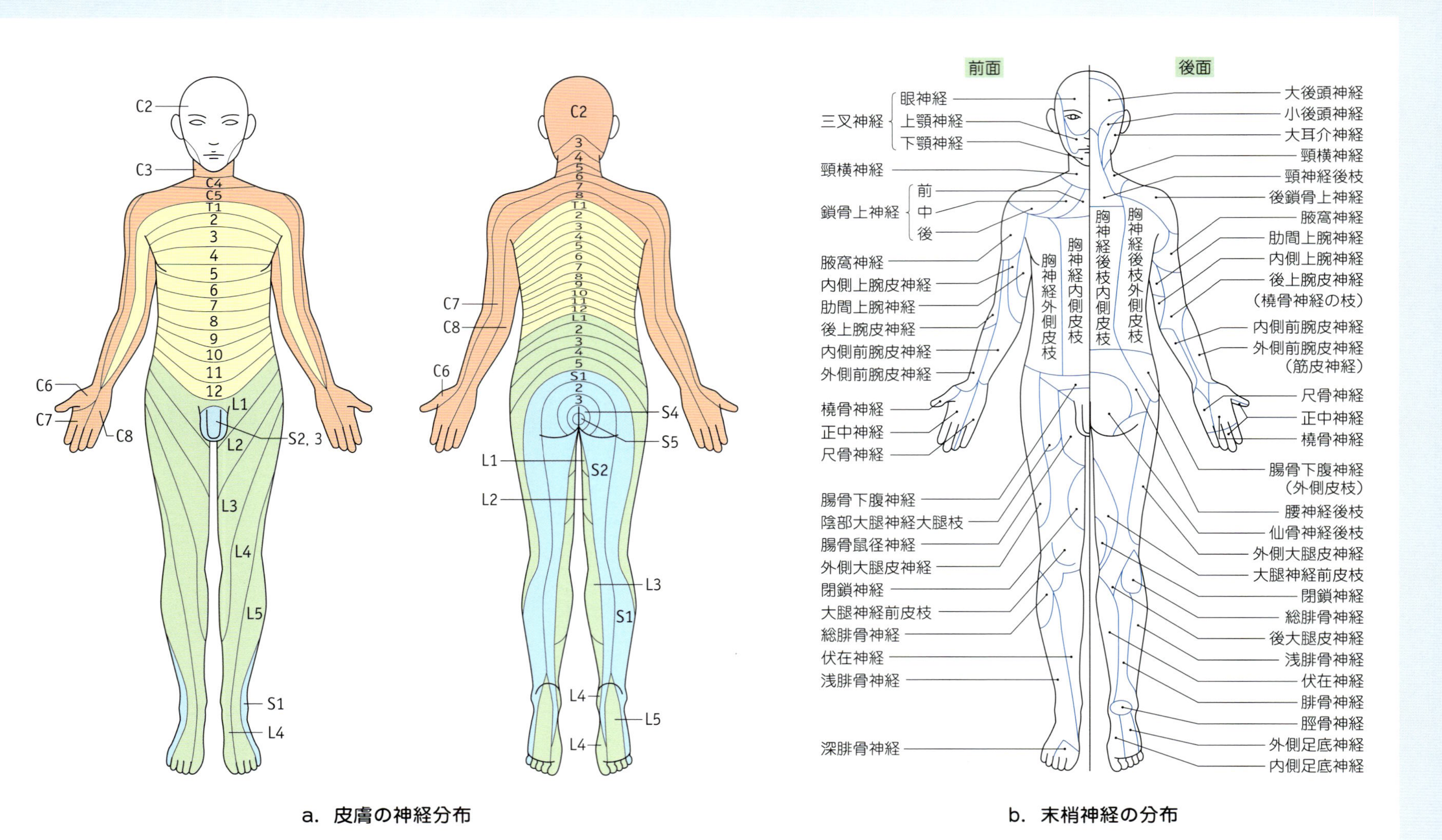

a. 皮膚の神経分布

b. 末梢神経の分布

図3 ● 感覚障害の分布

E2 shoulder abduction relief sign

これは頸椎椎間板ヘルニアで認められます。上肢を外転挙上した場合に，神経根の緊張がとれて疼痛や痺れが軽快すれば陽性です。胸郭出口症候群ではむしろ悪化します。

E3 spurling test

頸椎症性神経根症で，椎間孔での神経への圧迫がある場合に陽性となります。頸部を患側に側屈させ，頭頂から背側下方に力を加えたときに，患側の上肢に痺れおよび疼痛が誘発された場合に「陽性」とします（図4，動画1）。

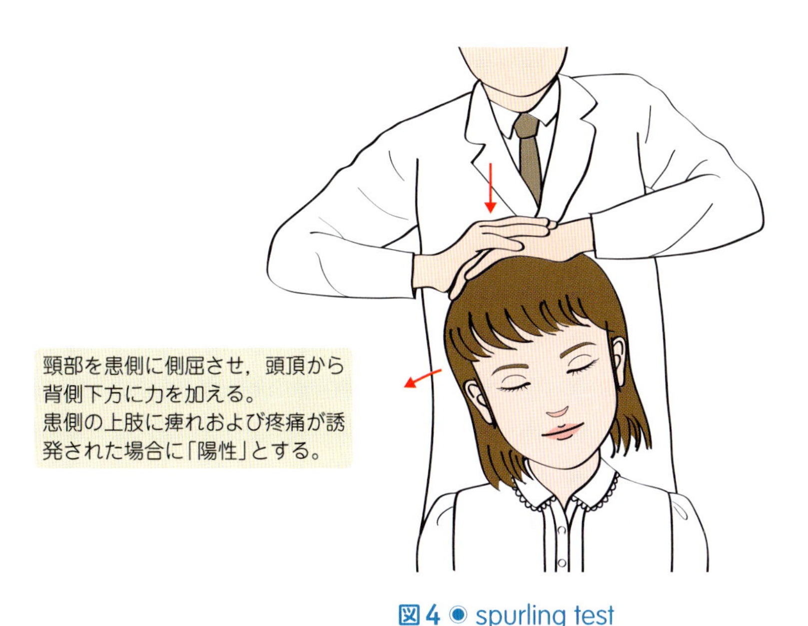

図4 ● spurling test

E4 筋力低下

C5，6の障害なら上腕二頭筋の筋力低下が，C7の障害なら上腕三頭筋の筋力低下が，C8の障害なら短母指外転筋の筋力低下がみられます。
上腕二頭筋，上腕三頭筋の診察の方法は「力が入らない・立てない」（☞p149）を，短母指外転筋の診察の方法は本項「❹一側上肢の末梢性感覚障害」（☞p122）を参照して下さい。

E5 上肢の深部腱反射

C5の障害なら上腕二頭筋反射が低下します。患者さんの腕を検者の腕に

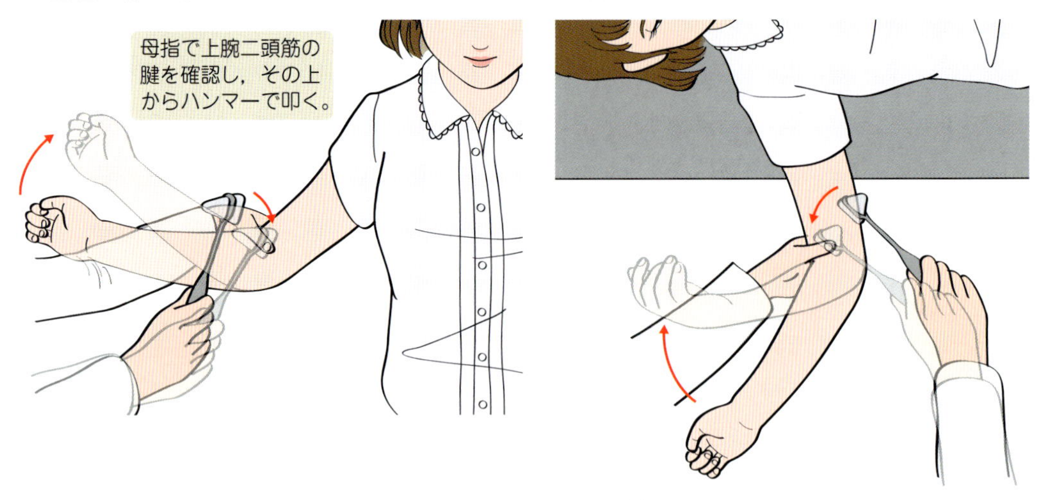

図5◉ 上腕二頭筋反射

乗せてもらい，検者の母指で上腕二頭筋の腱を確認して，その上からハンマーで叩きます（図5，動画2）。

C6の障害なら腕橈骨筋反射が低下します。患者さんに上肢を軽く屈曲してもらい，手首からおおよそ3横指のところをハンマーで叩きます（図6，動画3）。C7の障害なら上腕三頭筋反射が低下します。患者さんに上腕を外転してもらい，肘を軽く屈曲した状態で，肘よりおおよそ3横指のところをハンマーで叩きます（図7，動画4）。上腕三頭筋反射は上腕二頭筋反射より出にくいのですが，叩くときに患者さんに歯をぐっと食いしばってもらうと出やすくなります。

❹ 一側上肢の末梢性感覚障害

▼問診

Q1　一側の手指の痺れで，薬指の橈側（母指側）と尺側（小指）で差があるか？

起床時に強くこわばり，手掌側の母指と示指にビリビリ感がある（手背にはなし）なら**手根管症候群**を疑います。利き手に多く，ビリビリ感，感覚低下，筋力低下の順で進行します。手首に負荷がかかる職業や小さい子どもを抱っこする母親などに多い傾向があります。両側の手根管症候群をみたときは，甲状腺機能低下症，糖尿病，妊娠，アミロイドーシスなどを疑います。

長時間の屈曲位や繰り返す屈曲運動，スポーツの後に薬指と小指が痺れた

a. 坐位で行う場合

b. 仰臥位で行う場合

上肢を軽く屈曲してもらい，手首からおおよそ 3 横指のところを叩く。

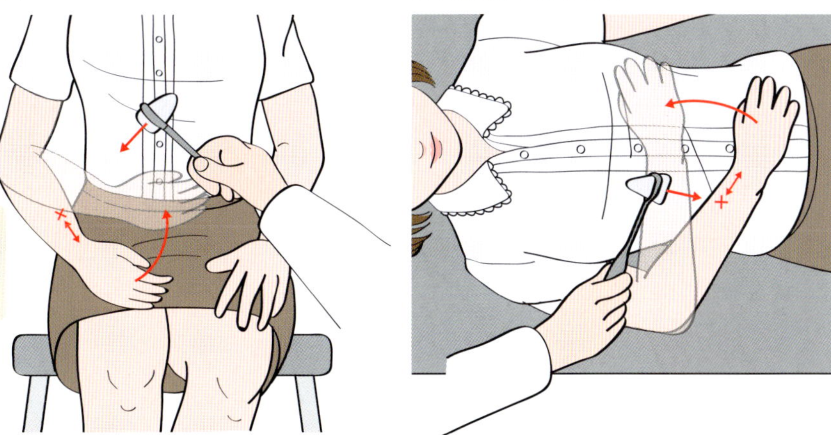

図 6 ◉ 腕橈骨筋反射

a. 坐位で行う場合

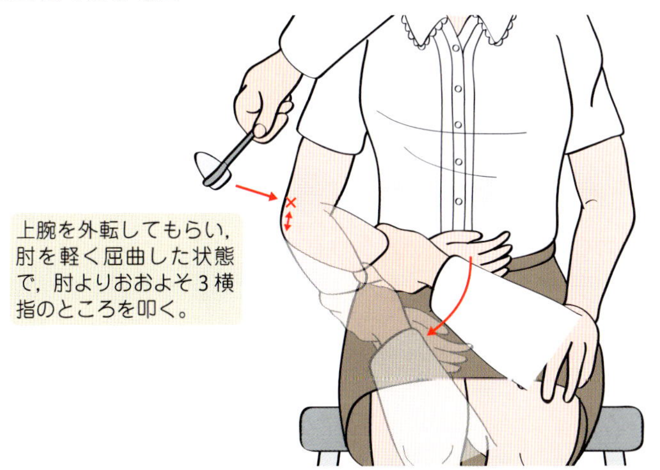
上腕を外転してもらい，肘を軽く屈曲した状態で，肘よりおおよそ 3 横指のところを叩く。

b. 仰臥位で行う場合

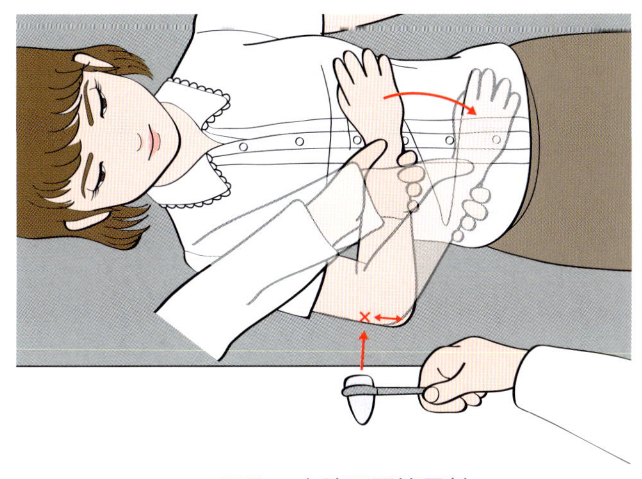

図 7 ◉ 上腕三頭筋反射

なら**肘部管症候群**を疑います。頸椎症では頸部痛が先行しますが，肘部管症候群では頸部痛が起こらないことから鑑別できます。

▼**神経診察**

E1 感覚障害の分布（図3b）

薬指の橈側（母指側）と尺側（小指）で差があるかどうかみていきます。手根管症候群では薬指の橈側は痺れていますが，尺側に痺れが及ぶことはありません。また手背はPIP関節付近までで，手背全体には及びません（**図8**）。手掌の青色部分は正中神経支配ですが，手根管より手前で枝分かれするので手根管症候群では障害されないことが多いです。肘部管症候群では，薬指の尺側は痺れていますが，橈側が痺れることはありません（**図9**）。

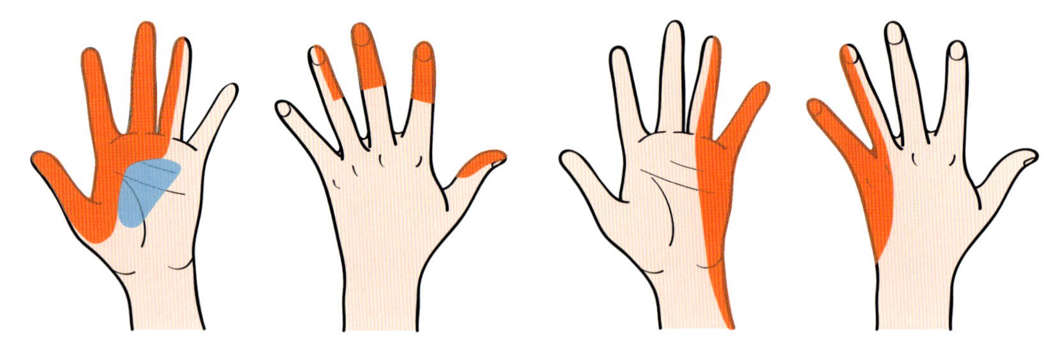

図8 ● 手根管症候群の感覚障害の分布　　**図9 ● 肘部管症候群の感覚障害の分布**

E2 Tinel徴候

これは手根管症候群でみられます。手首の掌側中央部付近をハンマーで叩打したときに第1～4指にビリビリした感覚が誘発されれば陽性です（**図10**，**動画5**）。

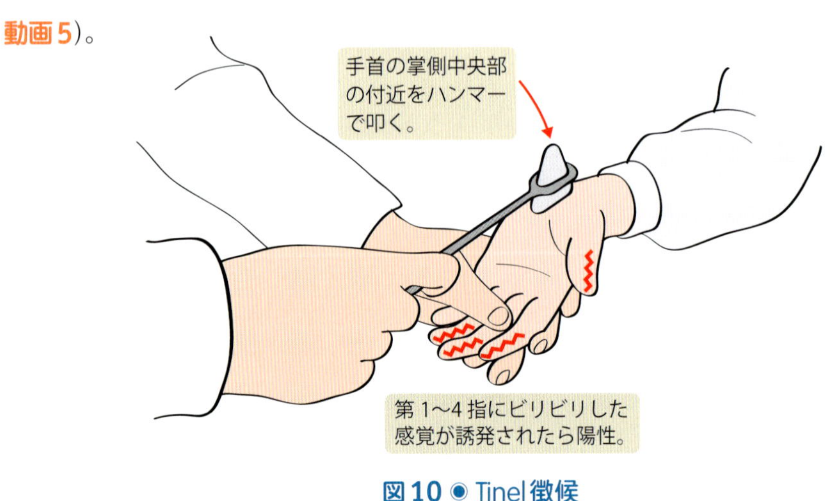

図10 ● Tinel徴候

E3 Phalen徴候

これは手根管症候群でみられます。患者さんに両手首を図11のように90°に屈曲させたまま1分間我慢してもらい，第1～4指の痺れが増強した場合が陽性です（動画6）。

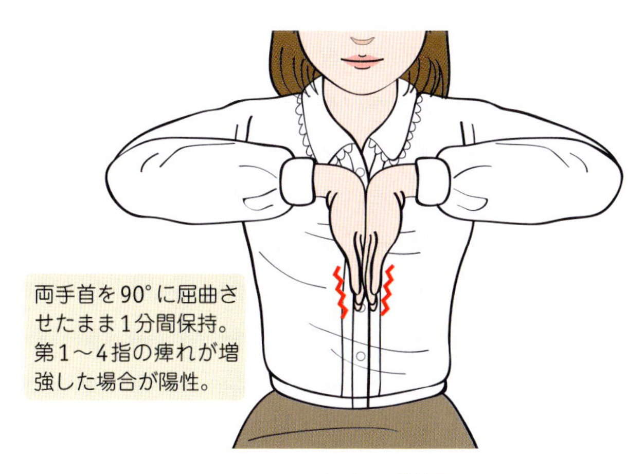

両手首を90°に屈曲させたまま1分間保持。
第1～4指の痺れが増強した場合が陽性。

図11 ● Phalen徴候

E4 elbow flexion test

これは肘部管症候群でみられます。患者さんに肘関節を最大屈曲位にして手関節を背屈してもらい，3分以内に小指と薬指の小指側に痺れが増悪した場合を陽性とします。

E5 筋力低下

正中神経支配域の感覚障害に加え，短母指外転筋のみ筋力が低下していれば，手根管症候群が強く疑われます。患者さんに手掌を上に向けてまっすぐに手を伸ばして，母指を水平面から垂直に立てるように力を入れてもらいます（図12，動画7）。また，母指の対立運動が不能となるため，母指と示指の指先でつくる丸が不整となり，perfect O signがみられます（図13，動画8）。

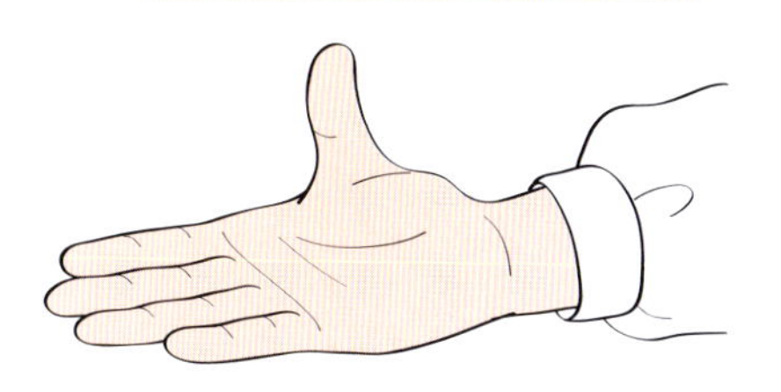

図12 ● 短母指外転筋

尺骨神経支配域の感覚障害に加え，短母指内転筋のみ筋力が低下して

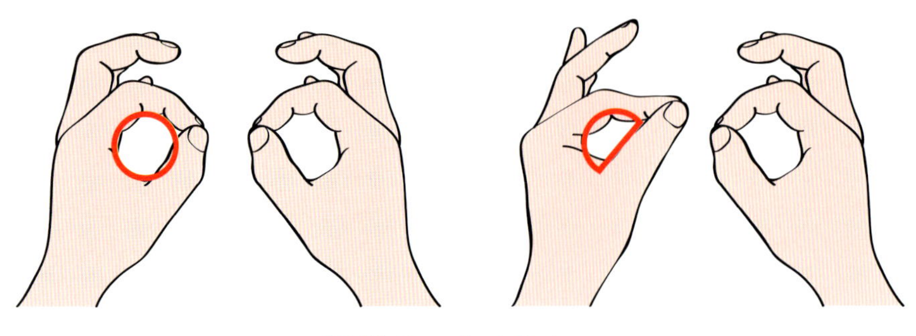

図13 ◉ perfect O sign

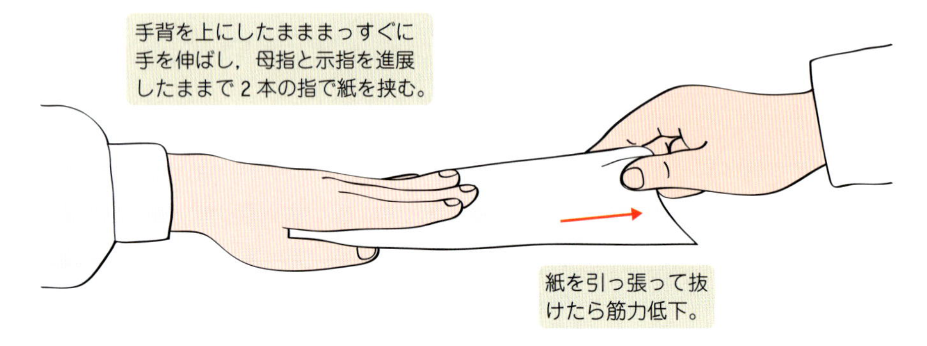

図14 ◉ 短母指内転筋

いれば肘部管症候群が強く疑われます。患者さんに手背を上にしたまままっすぐに手を伸ばし，母指と示指を進展したままで2本の指で紙を挟んでもらいます（**図14**，**動画9**）。紙を引っ張って抜けてしまえば筋力低下とします。尺骨神経障害のときに認められますが，その場合は上記の短母指外転筋の筋力低下はありません。2つの筋力テストを合わせて検査することをお勧めします。

❺ 疼痛が先行しない一側上肢の感覚障害

▼問診

Q1 疼痛が先行しない一側上肢のビリビリとした痺れか？

頸部，背部などの疼痛がなく，一側上肢に，もしくは一側から始まり両側上肢に，もしくは両側上肢に同時に出現する痺れなら**頸部脊髄症**を疑います。疼痛が先行しないこと，時に両側に痺れが出現することなどが頸椎症性神経根症との鑑別点です。痺れは頸部後屈で増強することがあり，下肢にまで痺れが誘発される場合があります。脊髄の圧迫による下肢のつっぱり感を伴うことがあります。

重いかばんを肩にかけたり，重いものを持つなど上肢が牽引される動作後に頸部から上肢に痺れを感じ，負荷の解除で軽快するなら**胸郭出口症候群**を疑います。なで肩の首の長い女性に比較的多いとされます。

▼神経診察

E1　感覚障害の分布

頸髄障害による知覚障害の分布を**図15**に示します。知覚障害の領域から病変の高位診断が可能です。脊髄症でC3，4が障害されているなら，上肢全体と全指に痺れを認めます。C4，5なら手首以下の手と全指が痺れています。C5，6なら母指を除く全指と前腕尺側に痺れを認めます。

E2　筋力低下

C3，4の障害なら三角筋の筋力が低下します（**図16**，**動画10**）。上肢を外転挙上するよう力を入れてもらい筋力をテストします。

C5，6の障害なら上腕二頭筋の筋力が低下します。患者さんに前腕を回外し「力こぶ」をつくるように力を入れてもらい，筋力をテストします。

C7の障害なら上腕三頭筋の筋力が低下します。患者さんに前腕を回内し，肘を伸ばすように力を入れてもらい，筋力をテストします。

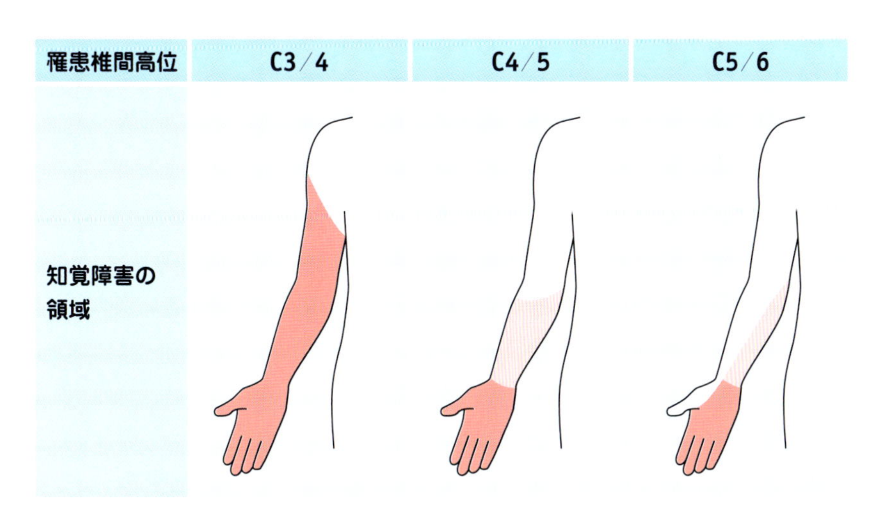

図15 ◉ 頸髄障害による知覚障害の分布　（文献1をもとに作成）

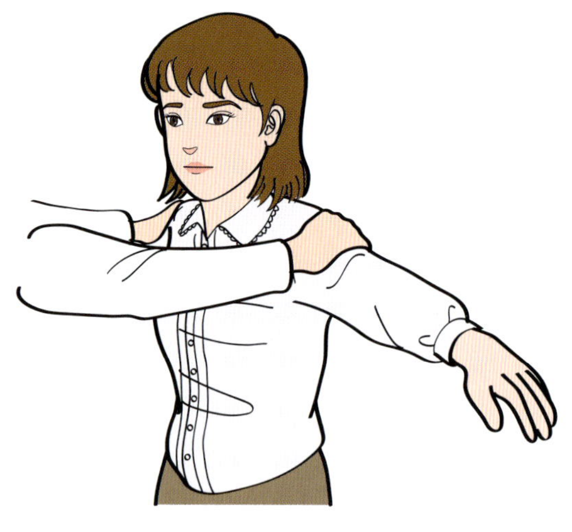

図16 ◉ 三角筋

E3 上肢の深部腱反射

C3，4の障害なら上腕二頭筋反射（☞p122）が亢進します。上腕二頭筋反射の反射弓はC5なので，それより上位に頸髄症があると反射は亢進します。C5の障害なら上腕二頭筋反射（☞p119）が低下します。C7の障害なら上腕三頭筋反射（☞p119）が低下します。

E4 Hoffmann反射

Hoffmann反射はC8より上に病変のある頸部脊髄症でしばしば認められます。患者さんの中指の中手指節関節を伸ばして，患者さんの爪を検者の母指で手掌側に素早く弾きます（図17，動画11）。患者さんの母指が内転した場合を陽性とし，C8より上の上位ニューロン障害を示唆します。

E5 delayed opening

これは頸部脊髄症でしばしば認められます。じゃんけんの「グー」のように手を握った後に「パー」をするように指示すると，スローモーションのようにゆっくりとしか手が開けません。

E6 shoulder abduction relief sign

胸郭出口症候群では上肢を外転挙上した場合に神経根の緊張が増強し，疼痛や痺れが悪化します。これをshoulder abduction relief signと言います。頸椎症性神経根症で痺れが改善するのと対照的です。

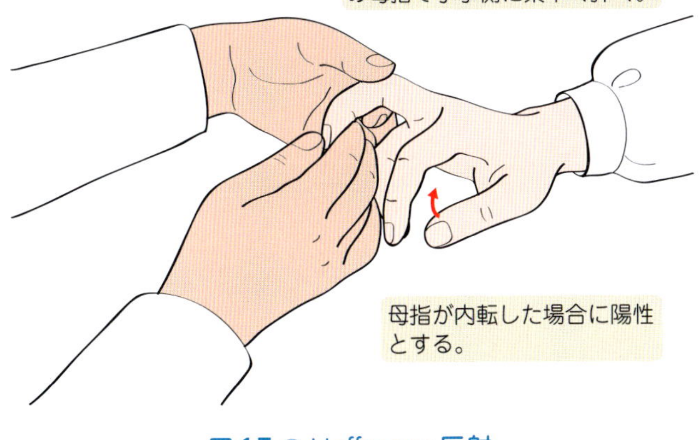

図17 ● Hoffmann反射

⑥ 疼痛先行の一側下肢の感覚障害

▼問診

Q1 痛みが先行した一側のビリビリとした痺れか？

坐位や中腰での疼痛で発症し，その後に一側の下肢のビリビリとした痺れが出現しているなら**腰椎椎間板ヘルニア**を疑います。疼痛は神経節の神経孔部での圧迫を示唆します。馬尾や神経根の機械的圧迫のみでは痺れは出現するものの，疼痛の発生は少ないためとされています。

突然発症で，激しい痛みと冷感を伴っているなら**急性動脈閉塞症**を疑います。

▼神経診察

E1 感覚障害の分布（図3a）

L4の障害なら膝内側～下腿内側に，L5の障害なら下腿外側～足背に，S1の障害なら腓腹部から足底に痺れを認めます。

E2 筋力低下

L4の障害では大腿四頭筋，L5の障害では前脛骨筋，S1の障害では下腿三頭筋の筋力がそれぞれ低下します。診察方法は「力が入らない・立てない」（☞p146）を参照して下さい。

E3 下肢の深部腱反射

L3，4の障害では膝蓋腱反射が低下します。患者さんに，力が抜けて下肢が下垂するようにベッドに腰かけてもらい，膝蓋骨の下で最も凹んでいるところを叩きます（図18，動画12）。
L5障害に特異的な深部腱反射はありません。
S1，2の障害ではアキレス腱反射が低下します。患者さんに足首がベッドの縁から出るようにひざまずいてもらい，足関節を軽く背屈するような力を加えながらアキレス腱を叩きます（図19，動画13）。この方法でアキレス腱反射が出ない場合は，「消失」と考えてよいでしょう。

E4 straight leg raising test

これが陽性なら腰椎椎間板ヘルニアが疑われます。下肢を30° 挙上して，下肢に痺れが誘発されれば陽性です（図20，動画14）。

E5 動脈の触知

本項「❷突然発症の単肢感覚障害」（☞p119）を参照して下さい。

❼疼痛が先行しない一側下肢の感覚障害

▼問診

Q1 疼痛が先行しない一側下肢のビリビリとした痺れか？

足底に痺れがあるなら**足根管症候群**を疑います。ガングリオンや骨棘による腓骨神経の圧排がその原因とされています。
肥満，妊娠，糖尿病のある患者さんが大腿部の外側に痺れを感じているなら**外側大腿皮神経障害**を疑います。これは外側大腿皮神経の鼠径靭帯による圧迫からくる末梢神経障害です。
長時間足を組んだ後に下腿に痺れを感じ，垂れ足になっているなら**総腓骨神経麻痺**を疑います。足の背屈が困難になるため，患者さんはつま先を持ち上げるように歩いたり，スリッパが脱げてしまうなどの症状を訴えます。

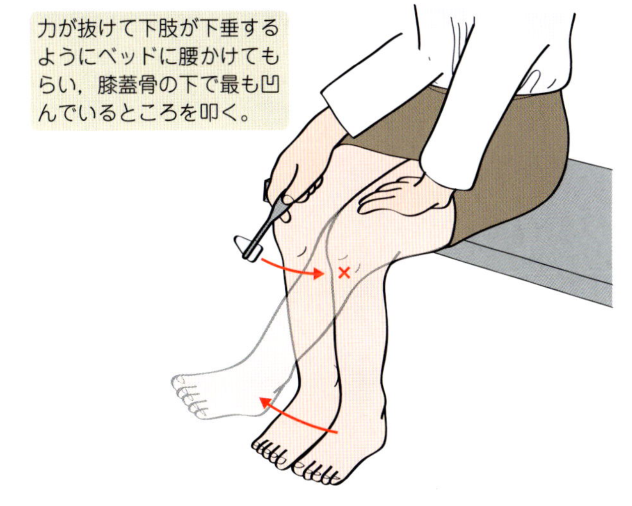

図18 ◉ 膝蓋腱反射

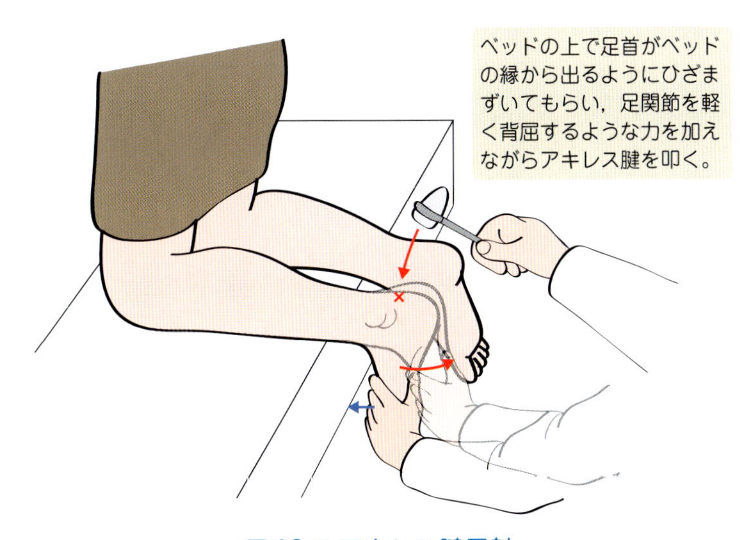

図19 ◉ アキレス腱反射

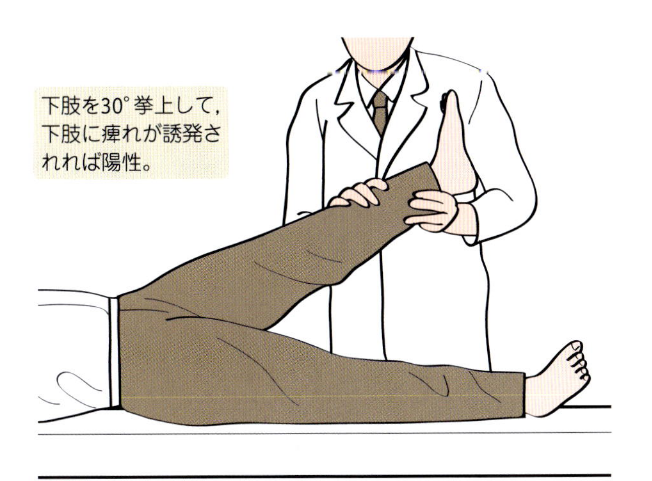

図20 ◉ straight leg raising test

E1 感覚障害の分布

足根管症候群では，足指・足底に痺れはありますが，第4足指の外側に痺れのないことがS1神経根障害との鑑別点になります。

外側大腿皮神経障害では，大腿外側に楕円形様の痺れを認めます（図21）。総腓骨神経麻痺では下腿外側から足背に痺れを認め，L5神経根障害と似ていますが（図22），L5神経根障害では腰痛・下肢痛が先行することが鑑別点です。また，L5神経根障害では足内反力が低下するのに対して，総腓骨神経麻痺では足内反力が保たれる点が鑑別点です。

E2 筋力低下

総腓骨神経障害では前脛骨筋の筋力低下を認めます。診察の方法は「力が入らない・立てない」（☞p150）を参照して下さい。また，L5神経根障害では足内反力が低下するのに対して，総腓骨神経麻痺では足内反力が保たれる点が鑑別点です。

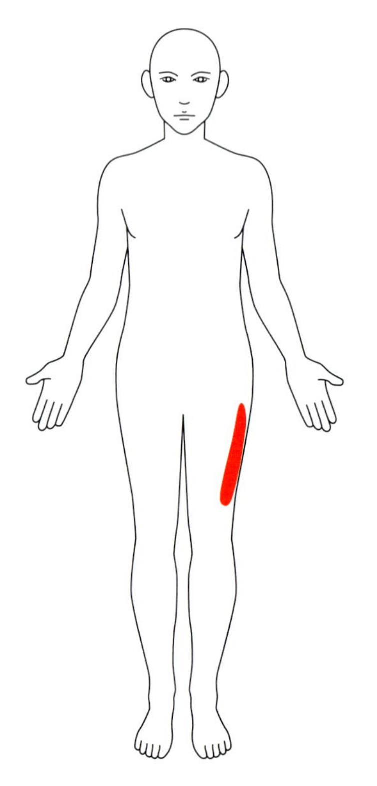

図21◉ 外側大腿皮神経障害の感覚障害の分布

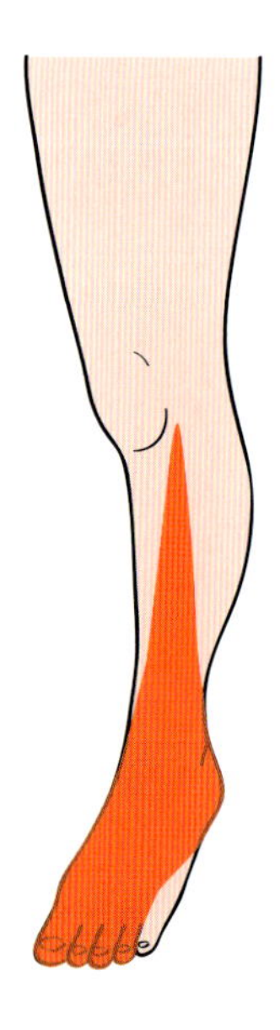

図22◉ 総腓骨神経麻痺の感覚障害の分布

E3　足根管のTinel徴候

脛骨内果と踵骨を結ぶラインを圧迫すると，母趾に痛みが放散する場合を陽性とし，足根管症候群を疑います。

❽ 両上肢の感覚障害

▼問診

Q1　両上肢のビリビリとした痺れか？

頸部，背部などの疼痛がなく，一側上肢に，もしくは一側から始まり両側上肢に，もしくは両側上肢同時に出現する痺れなら**頸部脊髄症**を疑います。両上肢の痺れ，重苦しさ，両上肢の筋萎縮を，進行性もしくは間欠的進行で示すようなら**脊髄空洞症**を疑います。

▼神経診察

E1　感覚障害の分布

頸部脊髄症については本項「❺疼痛が先行しない一側上肢の感覚障害」（☞p126）を参照して下さい。

両上肢の温痛覚が障害されているが，触覚が保たれているなら脊髄空洞症を疑います。触覚と深部知覚が保たれていることから，解離性感覚障害が両上肢に生じます。

深部感覚は振動覚からみていきます。まず音叉を患者さんの胸骨に当て，音叉の振動を感じるかどうかを確認し，この振動する感覚を手で感じるかどうか検査することを伝えます。手の母指の爪の上に音叉を置き，振動を感じなくなるまでの時間を測定します（**図23**，**動画15**）。正常なら15秒以上は振動を感じるはずです。

続いて関節覚の中の運動覚をみます。患者さんの中指の側面を検者の母指と示指で挟むように持って上下に動かし，指が「上」か「下」どちらに動いたかを患者さんに答えてもらいます（**図24**，**動画16**）。深部感覚については，時間がないときは振動覚もしくは運動覚どちらかでもかまいません。

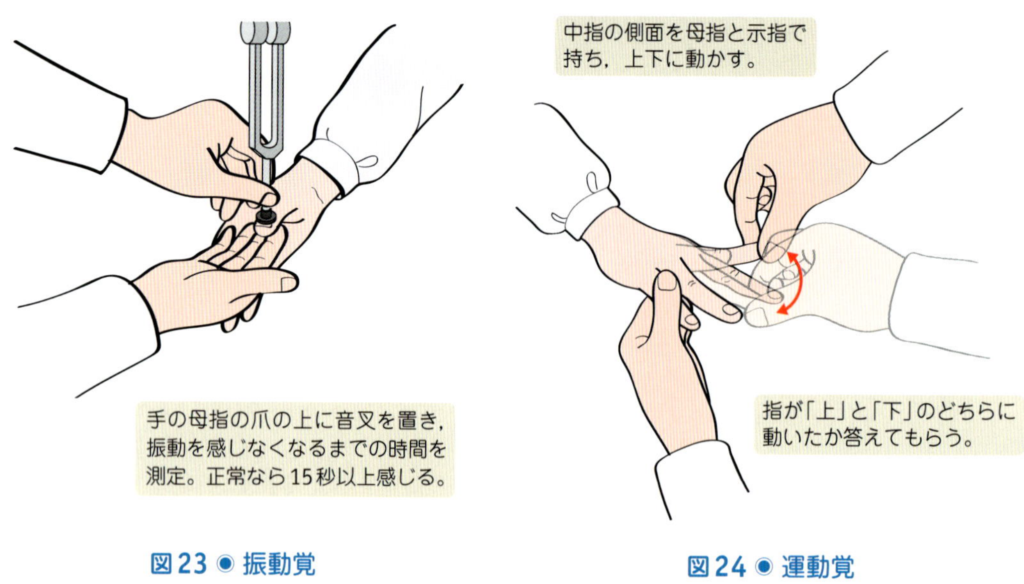

図23 ◉ 振動覚

図24 ◉ 運動覚

E2 筋力低下

頸部脊髄症については，本項「❺疼痛が先行しない一側上肢の感覚障害」（☞p126）を参照して下さい。

脊髄空洞症では短母指外転筋，母指内転筋などの両上肢遠位筋の筋力低下を認める場合があります。診察方法は本項「❹一側上肢の末梢性感覚障害」（☞p122）を参照して下さい。

❾ 両下肢の感覚障害

▼問診

Q1 両下肢のビリビリとした痺れか？

その場合，**馬尾症候群**を疑います。腰痛，下肢の疼痛，多根性の痺れが特徴的な症状です。馬尾症候群の原因疾患としては，歩行時に下肢の疼痛やビリビリとした痺れが出現もしくは増悪し，坐位で休息すると改善するなら，腰部脊柱管狭窄症の可能性が出てきます。痺れが下肢から大腿に上向，または逆に下降するような場合をsensory marchと言い，腰部脊柱管狭窄症で認められることがあります。そのほか，腰椎椎間板ヘルニア，腫瘍，脊椎硬膜外膿瘍などが知られています。

また，陰部，肛門部に痺れを訴えるサドル型の感覚障害を示す場合は，円錐部症候群を疑います。膀胱直腸障害が必発ですが，筋力低下はありません。S3～5の障害とされています。脊髄障害を意味し，迅速な画像診断が必要です。

▼神経診察

E1　感覚障害の分布

馬尾症候群では，痺れを含む感覚障害は，会陰部，下腿外側，足部に出現します。第2腰神経根より上部の感覚障害があるようなら，馬尾症候群は除外できます。

E2　筋力低下

運動障害としては下垂足を認めることがあります。

E3　深部腱反射

馬尾症候群ではアキレス腱反射が低下もしくは消失します。本項「❻疼痛先行の一側下肢の感覚障害」（☞p129）を参照して下さい。

E4　Babinski徴候

馬尾症候群ではBabinski徴候は陰性です。「歩き方がおかしい」（☞p25）を参照して下さい。

E5　Kemp test

腰部脊柱管狭窄症で陽性となります。立位で膝を伸ばした状態で，患側に傾けた腰を後側屈させることで下肢痛が誘発された場合を陽性とします（図25，動画17）。

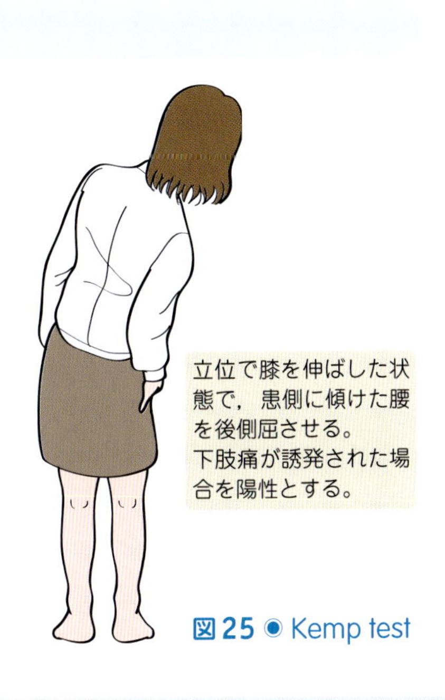
立位で膝を伸ばした状態で，患側に傾けた腰を後側屈させる。
下肢痛が誘発された場合を陽性とする。

図25 ● Kemp test

⑩ 四肢の感覚障害

▼問診

Q1 両手足のビリビリとした痺れか？

両上下肢の遠位優位に生じた，左右差のないビリビリとした痺れなら**感覚性多発神経障害**を疑います。このタイプの痺れはしばしば「手袋状」「靴下状」などと表現されます。糖尿病，薬剤性，ビタミン欠乏などがよくある原因です。糖尿病性網膜症や腎症を指摘されているなら，糖尿病性の微小血管障害をきたしているため糖尿病性の末梢神経障害を疑います。眼や口腔が乾燥していて虫歯が多いなら，原因としてシェーグレン症候群に合併した感覚性多発神経障害を，胃全摘術後ならビタミンB系の欠乏による感覚性多発神経障害を，また，抗がん薬，抗結核薬を服用しているなら薬剤性の感覚性多発神経障害を疑います。
一肢から痺れが生じ，別の肢に次々と痺れが出現しているなら**多発単神経障害**を疑います。耐え難い手足の痛みを訴える場合もあります。通常，感覚障害を引き起こした領域の支配神経の運動麻痺も同時に伴います。多くは血管炎が原因で，その場合，全身の臓器障害を合併している可能性もあり迅速な対応が必要です。

▼神経診察

E1 感覚障害の分布（図3）

遠位優位なのか，近位まで表在感覚障害が分布しているのか，単神経支配のデルマトーマを反映した感覚障害が複数認められるか，捻ったティッシュペーパーとアルコール綿パックの角で触れて表在感覚を確認します。

E2 筋力低下

感覚性多発神経障害では，遠位優位に筋力低下を伴っている場合があるため，上肢遠位筋である長母指外転筋，下肢遠位筋である前脛骨筋の筋力をみていきます。
多発単神経障害では，正中神経障害なら短母指外転筋，尺骨神経障害なら母指内転筋，橈骨神経障害なら長母指外転筋，総腓骨神経障害なら前脛骨筋，後脛骨神経障害なら下腿三頭筋の筋力がそれぞれ低下します。

⑪ 体幹の感覚障害

▼問診

Q1 体幹に帯状にピリピリとした感覚があり，触ると増強するか？

その場合，**帯状痛**もしくは**体幹部帯状感覚**を疑います。帯状痛と体幹部帯状感覚の違いは，帯状痛では異常感覚のレベルに一致した部位に他覚的にも感覚障害を認める一方で，体幹部帯状感覚では異常感覚のレベルに他覚的感覚障害を認めない点です。帯状痛は，帯状疱疹，糖尿病性ニューロパチー，胸椎黄色靱帯骨化症などが原因となります。体幹部帯状感覚は多発性硬化症/視神経脊髄炎などで出現し，責任病変が頸髄とされ，long tract signの1つと考えられています。

▼神経診察

E1 感覚障害の分布

帯状痛では，異常感覚のレベルに一致した帯状の感覚障害を認めます。

◉ 文 献
1) Seichi A, et al:Neurologic level diagnosis of cervical stenotic myelopathy. Spine (Phila Pa 1976). 2006 ;31(12):1338-43.

Scene 2「どうされましたか?」

9 むせる・ものが飲みにくい

First Impression どんなふうにおかしいと感じたか?	原因となる主な疾患
嚥下痛のため飲み込みにくく，飲み込んだ後につかえる。	◉耳鼻咽喉科疾患，食道疾患(☞ p139)
突然発症で，そのほかの神経症状を伴っている。	◉脳血管障害(☞ p139)
パーキンソン病，パーキンソン症候群の既往がある。	◉パーキンソン病・パーキンソン症候群の進行期(☞ p142)
夕方もしくは食事中に出現する。	◉重症筋無力症(☞ p143)
進行性もしくは段階的に増悪する。	◉多発性脳梗塞(☞ p143) ◉ギランバレー症候群(☞ p143) ◉多発性筋炎，皮膚筋炎(☞ p143) ◉運動ニューロン疾患(☞ p143) ◉筋ジストロフィー症(☞ p143) ◉下位脳神経障害(☞ p143)

原因となる疾患は頻度順に並べている。赤字は緊急度が高い。

原因となる主な疾患

❶ 耳鼻咽喉科疾患，食道疾患

▼問診

Q1 嚥下痛を伴ったり，飲み込んだ後につかえる感じがあるか?

その場合，**耳鼻咽喉科疾患**，**食道疾患**を疑います。

❷ 突然発症でそのほかの神経症状を伴う嚥下障害

▼問診

Q1 突然発症で，片麻痺，めまい，構音障害，顔面の感覚障害，半身の感覚障害を伴っているか?

その場合，**脳血管障害**を疑います。通常は手足の運動障害を伴っているので，診断に苦慮することは少ないと思われます。片麻痺を伴わない突然発症の嚥下障害で脳神経症状を伴っている場合は，延髄外側症候群(Wallenberg症候群)を疑います。

▼神経診察

E1 反復唾液嚥下テスト(図1，動画1)

各項目共通の診察です。

患者さんに唾液を30秒間に3回嚥下してもらいます。いわゆる空嚥下になります。30秒間で2回以下しか空嚥下できない場合は，嚥下障害の可能性が出てきます。診察室で簡単にできる嚥下検査です。患者さんの喉に手を当てると空嚥下ができているか確認できます。

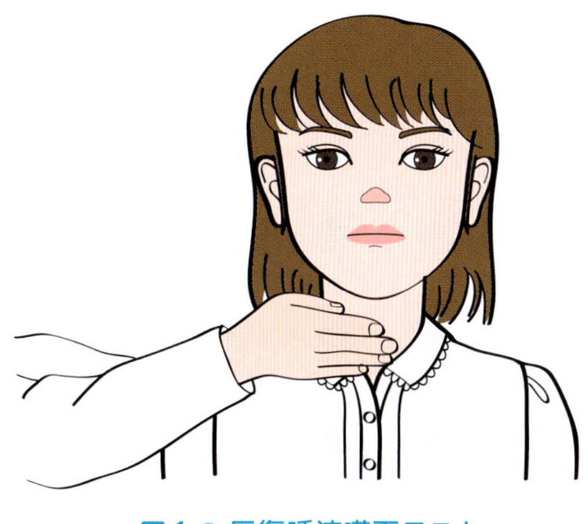

図1 ◉ 反復唾液嚥下テスト

E2 水飲みテスト・聴診法（図2）

時間の余裕があれば試しておきたい嚥下機能評価テストです。30mLの水をコップに入れ，患者さんに飲んでもらいます。1回で水を飲み干せたが5秒以上かかった場合，もしくは2回以上に分けて飲んだ場合は嚥下障害の可能性が出てきます。水飲みテストで1回でむせることなく5秒以内に飲み込めた場合でも，甲状軟骨付近に嚥下時に聴診器を当てる聴診法を行います。聴診で嚥下後に水泡音が聞こえた場合は，梨状窩に水分が嚥下しきれずに残っていることを意味し，嚥下障害ありと判断します。

そもそもむせてしまう場合は，嚥下障害ありと考えてよいでしょう。また，嚥下時にパルスオキシメーターを使用し，3％以上の低下を認めた場合は，たとえむせていなくてもsilent aspirationをきたしている可能性が出てきます。

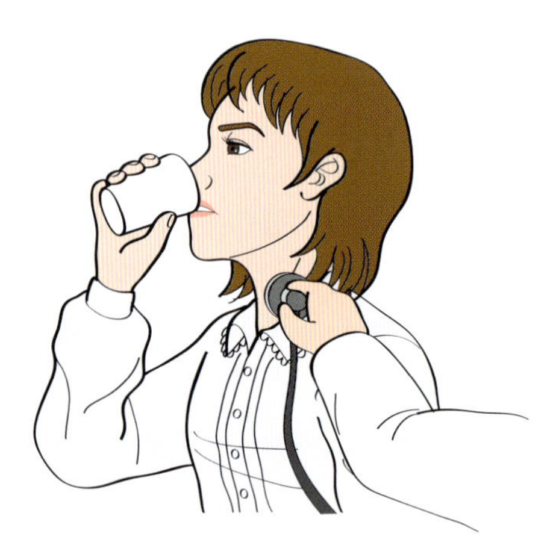

図2 ◉ 聴診法

E3 カーテン徴候，軟口蓋挙上の欠如

患者さんに「アーッ」と声を出してもらったときに，口蓋垂の基部がまっすぐ挙上するのが正常です。脳血管障害による脳幹梗塞などで一側下位脳神経障害があると，軟口蓋の基部が健側に引っ張られ，咽頭後壁もカーテンを引くように健側に引っ張られるためカーテン徴候と呼ばれています（図3）。また，両側の麻痺の場合は，軟口蓋の挙上が起こりません。

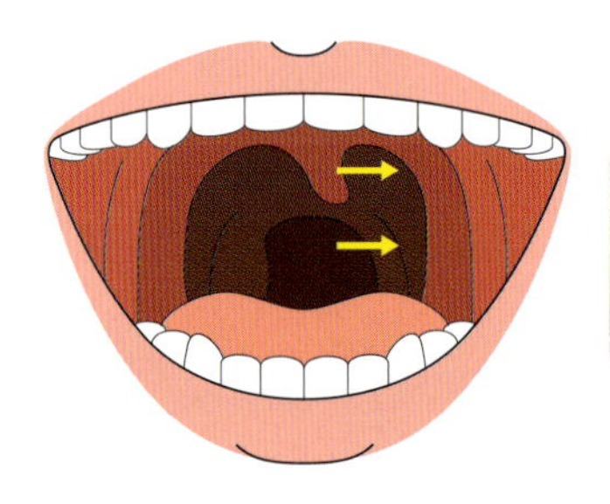

一側下位脳神経障害があると，軟口蓋の基部，咽頭後壁がカーテンを引くように健側に引っ張られる。

図3 ◉ カーテン徴候

E4 軟口蓋反射

軟口蓋反射を出すためには，舌圧子で軟口蓋を外側から正中に軽くこすります（図4）。こすっても軟口蓋が挙上しない場合を，軟口蓋反射消失とします。軟口蓋反射の消失が確認できれば，消失側の下位脳神経障害と言えます。

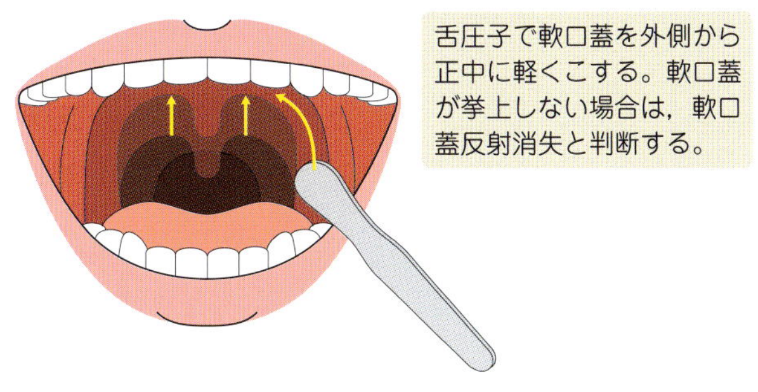

図4 ● 軟口蓋反射

E5 構音障害（カ行の発音）

「カ」行は咽頭音であり，「カ」行の発音が障害されていると嚥下障害を合併していることが多い印象です。

E6 Horner徴候

Horner徴候は，延髄外側症候群（Wallenberg症候群）に高率に合併しています。よく間違われるのですが，Horner症候群の眼瞼の異常は，眼瞼下垂でなく眼裂狭小です（図5）。眼瞼下垂は瞳孔に上眼瞼がかかっているので，患者さんはしばしば視野の狭さを自覚しますが，Horner症候群の眼裂狭小は瞳孔に上眼瞼がかからないため，本人は視野の異常を自覚しません。また眼裂狭小は，眼瞼下垂と異なり下眼瞼が挙上している点も特徴です。

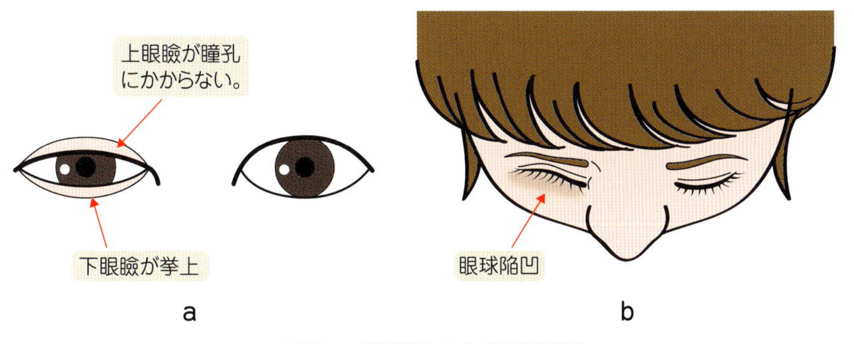

図5 ● 眼裂狭小と眼瞼下垂

E7 片麻痺

「力が入らない・立てない」(☞p146)を参照して下さい。

E8 めまい

「めまいがする」(☞p105)を参照して下さい。

E9 構音障害

「話し方がおかしい」(☞p42)を参照して下さい。

E10 顔面の感覚障害

「顔が痺れる」(☞p98)を参照して下さい。

E11 半身の感覚障害

「手足が痺れる」(☞p117)を参照して下さい。

❸ 錐体外路障害による嚥下障害

▼問診

Q1 パーキンソン病・パーキンソン症候群の進行期か？

その場合，**パーキンソン病・パーキンソン症候群の進行期**の錐体外路症状としての嚥下障害を考えます。嚥下障害はL-DOPA製剤が効きにくいとされています。

▼神経診察

E1 錐体外路症状

「歩き方がおかしい」(☞p20～23)を参照して下さい。

❹ 夕方もしくは食事中に出現する嚥下障害

▼問診

Q1 食べ始めは問題ないが，食事中に咀嚼が困難になったり，嚥下ができずにむせてしまうなどの症状が出現するか？

その場合，**重症筋無力症**を疑います。鼻への逆流，嗄声，眼瞼下垂，複視を伴いますが，嚥下障害，構音障害などの球症状のみが目立つ症例もあります。進行すると嚥下そのものが困難となります。重症筋無力症の嚥下障害はクリーゼに陥る可能性を示唆しますので，緊急の徴候です。

▼神経診察

E1　眼瞼下垂増強法

重症筋無力症を疑うなら，繰り返す動作の易疲労が診断の糸口です。「ものが二重に見える」(☞p89)を参照して下さい。

⑤ 進行性もしくは段階的に増悪する嚥下障害

▼問診

Q1　急性もしくは慢性の経過で，進行性に悪化しているか？

段階的に増悪する嚥下障害なら**多発性脳梗塞**による仮性球麻痺を疑います。嚥下障害以外に構音障害，すり足歩行の1つである小刻み歩行，尿失禁を伴います。

日単位で進行する，四肢遠位優位の対称性筋力低下を伴った嚥下障害なら**ギランバレー症候群**を疑います。多くは1～2週間以内に先行する上気道炎，下痢があります。

週単位で進行する，四肢近位筋の対称性筋力低下を伴った嚥下障害なら**多発性筋炎**，**皮膚筋炎**を疑います。

月単位で進行する，肢の筋萎縮と筋力低下を伴った嚥下障害なら**運動ニューロン疾患**を疑います。

年単位で進行する，四肢の筋力低下を伴った嚥下障害なら**筋ジストロフィー症**，一部の運動ニューロン疾患を疑います。

悪性腫瘍，サルコイドーシス，頭蓋底髄膜炎などは**下位脳神経障害**をきたす場合があります。また，帯状疱疹ウイルスによる下位脳神経障害では皮疹を伴わないこともあるため，診断治療が遅れて予後不良となる症例も見受けられます。高齢者の嚥下障害では，帯状疱疹ウイルス感染によるものが見過ごされている可能性もあります。

E1 下顎反射亢進

多発性脳梗塞による仮性球麻痺で認められます。患者さんに軽く開口し力を抜いてもらい，下顎に検者の示指を当ててその上からハンマーで叩きます（図6，動画2）。下顎が挙上した場合は病的で，「亢進」とします。

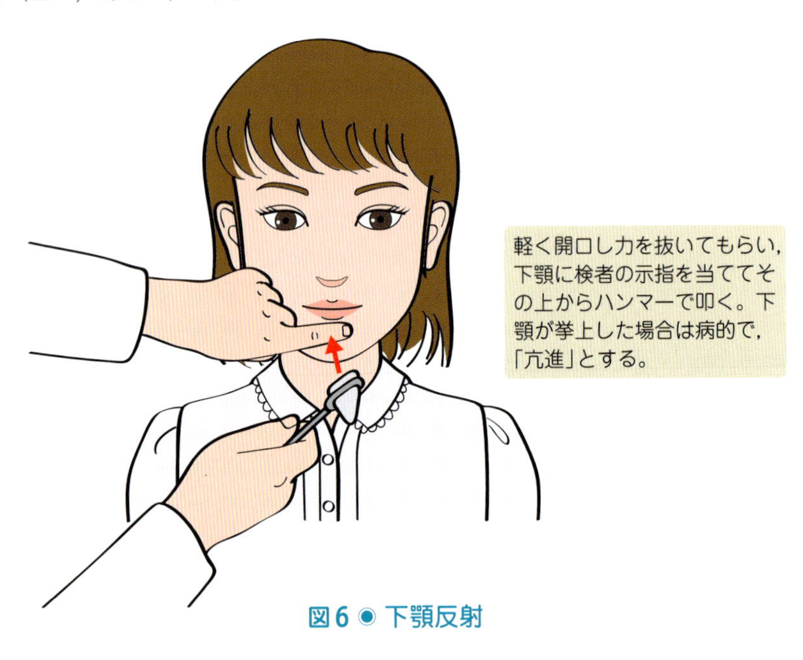

図6 ◉ 下顎反射

E2 カーテン徴候，軟口蓋挙上の欠如

帯状疱疹による下位脳神経障害で認められます。本項「❷突然発症でそのほかの神経症状を伴う嚥下障害」（☞p140）を参照して下さい。

E3 軟口蓋反射

下位脳神経障害で認められます。本項「❷突然発症でそのほかの神経症状を伴う嚥下障害」（☞p141）を参照して下さい。

E4 舌の観察

運動ニューロン疾患では，舌の観察が必要です。挺舌せずに口腔内に置いたまま，舌の萎縮と線維束攣縮を観察します（図7）。萎縮の観察は外縁部が適しています。口腔内に置かれた舌に細かな震えが認められれば，線維束攣縮が示唆されます。

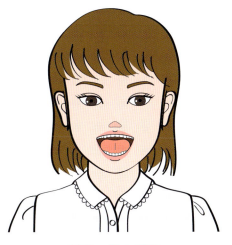

図7 ◉ 舌の観察

E5 筋萎縮，筋力テスト

ギランバレー症候群では四肢遠位優位の筋力低下，多発性筋炎や皮膚筋炎なら四肢近位筋優位の筋力低下，運動ニューロン疾患や筋ジストロフィー症では筋萎縮を伴う筋力低下が認められます。「力が入らない・立てない」（☞p149，156）を参照して下さい。

10 力が入らない・立てない

「力が入らない・立てない」へのアプローチ

▶「力が入らない」「立てない」は必ずしも神経疾患によるとは限りません。片麻痺，対麻痺，単麻痺などの神経局在徴候が明らかでない場合，特に高齢者では，心筋梗塞，感染症，脱水，電解質異常，高血糖，低血糖，高温・低温障害などで立てなくなってしまいます。四肢の筋力低下と，内科的疾患による脱力との鑑別は難しいですが，まずはバイタルサイン，身体所見，検査所見による神経疾患以外の疾患を除外する必要があります。

First Impression どんなふうにおかしいと感じたか?	キーワード(考えられる神経徴候)	原因となる主な疾患
急に半身に力が入らなくなった。	急性発症の片麻痺 (☞ ❶ p148)	◉脳血管障害 ◉慢性硬膜下血腫 ◉Todd麻痺 ◉脳膿瘍 ◉多発性硬化症/視神経脊髄炎 ◉急性散在性脳脊髄炎 ◉上位頸髄硬膜外出血 ◉低血糖性片麻痺
急に両手足に力が入らなくなった。	急性発症の四肢麻痺，四肢の筋力低下 (☞ ❷ p151)	◉低カリウム性周期性四肢麻痺 ◉脊髄炎 ◉多発性硬化症/視神経脊髄炎 ◉転移性硬膜外腫瘍 ◉多発単神経炎 ◉ギランバレー症候群

急に両足に力が入らなくなった。	急性発症の対麻痺，両下肢の筋力低下（☞ 3 p152）	●低カリウム性周期性四肢麻痺 ●脊髄炎 ●多発性硬化症／視神経脊髄炎 ●転移性硬膜外腫瘍 ●脊髄梗塞 ●脊椎硬膜外血腫 ●脊髄動静脈奇形
急に手もしくは足の一肢に力が入らなくなった。	急性発症の単麻痺（☞ 4 p153）	●脳血管障害 ●橈骨神経の圧迫性末梢神経障害 ●総腓骨神経の圧迫性末梢神経障害 ●急性動脈閉塞症 ●Brown-Séquard型の脊髄症 ●糖尿病性筋障害
1週間以上の経過で，徐々に半身に力が入らなくなった。	亜急性～慢性発症の片麻痺（☞ 5 p155）	●慢性硬膜下血腫 ●脳腫瘍 ●脳膿瘍 ●多発性硬化症／視神経脊髄炎
1週間以上の経過で，徐々に両手足に力が入らなくなった。	亜急性～慢性発症の四肢麻痺，四肢の筋力低下（☞ 6 p156）	●多発性ニューロパチー ●重症筋無力症 ●薬剤性のミオパチー ●脊髄腫瘍 ●多発性硬化症／視神経脊髄炎 ●運動ニューロン疾患 ●多発性筋炎　●皮膚筋炎 ●内分泌疾患に伴うミオパチー ●筋緊張性ジストロフィー ●Lambert-Eaton症候群 ●封入体筋炎
1週間以上の経過で，徐々に両足に力が入らなくなった。	亜急性～慢性発症の対麻痺，両下肢の筋力低下（☞ 7 p159）	●馬尾症候群 ●多発性硬化症／視神経脊髄炎 ●運動ニューロン疾患 ●脊髄炎　●脊髄腫瘍 ●脊髄動静脈奇形 ●脊髄動静脈瘻
1週間以上の経過で，徐々に手もしくは足に力が入らなくなった。	慢性発症の単麻痺（☞ 8 p160）	●脊髄硬膜内髄外腫瘍 ●運動ニューロン疾患

原因となる疾患は頻度順に並べている。赤字は緊急度が高い。

キーワード(考えられる神経徴候) と 原因となる主な疾患

❶ 急性発症の片麻痺

▼問診

Q1 突然に，もしくは急に右または左半身の上下肢の力が入らなくなったか？

「日中突然」「朝起きたら」など突然発症の片麻痺なら，**脳血管障害**を疑います。月単位でさかのぼって転倒や頭部外傷の既往があり，急性発症で日単位で進行する片麻痺なら**慢性硬膜下血腫**を疑います。

てんかん発作後，数分間～24時間続く片麻痺なら**Todd麻痺**を疑います。咬舌，尿失禁を伴っていれば，疑う根拠になります。

増悪傾向の頭痛，発熱を伴う片麻痺なら**脳膿瘍**を疑います。数時間～数カ月間に及ぶ症例もあり，発症形式は様々です。発熱をきたさない症例もあるため，「発熱がない」という病歴だけで否定できない場合もあります。

再発・寛解の経過がある片麻痺なら**多発性硬化症/視神経脊髄炎**を疑います。突然，急性，亜急性，慢性進行性など，すべての経過をとりえます。全身倦怠感を同時に訴えることが多く，温熱で伝導障害が起こり，入浴で増悪するとされています。典型的経過は再発・寛解の経過をとります。

ウイルス感染後，ワクチン接種後１～２週間して頭痛，発熱からなる髄膜炎症状と片麻痺が生じたなら**急性散在性脳脊髄炎**を疑います。多発性硬化症/視神経脊髄炎と違い，単相性で再発はありません。

咳やくしゃみをしたとき，重いものを持ったとき，前屈姿勢をとったときに突然発症する頸部痛とその後の片麻痺なら**上位頸髄硬膜外出血**を疑います。上肢または肩甲部へ放散する激しい頸部痛が現れた後，数時間して運動障害，感覚障害が出現します。神経症状としては四肢麻痺がほとんどですが，片麻痺を呈し脳梗塞と誤診される症例もあります。

糖尿病患者の空腹時に現れた急性の片麻痺なら**低血糖性片麻痺**を疑います。意識障害が軽度で片麻痺が主である症例もあり，脳血管障害と誤診される場合もあります。冷や汗を伴っていることが鑑別点です。血糖補正で速やかに完全回復します。

▼神経診察

E1 上肢のBarré徴候

両上肢の手掌を上にして体の前方に挙上し，閉眼してその姿勢を保つように患者さんに指示します。片麻痺では一側の錐体路徴候となるため，障害側の前腕が徐々に回内し，上肢全体がゆっくりと下降してきます。

E2 Mingazzini試験

仰臥位で，両下肢を股関節屈曲位にして，膝関節を屈曲位にしたまま下腿を挙上し，そのまま保つよう患者さんに指示します。片麻痺では一側の錐体路障害となるため，障害側の下腿と大腿がゆっくり下降してきます。

E3 筋力テスト

ここでは本項すべての項目に共通の徒手筋力テストについて解説します。左右差，上下肢の差，近位・遠位の差を意識して筋力を調べます。多くの筋が知られていますが，ここでは主な筋に着目し，効率よく筋力テストを行います。

1) 上肢近位筋の筋力テスト

- **上腕二頭筋**（**動画1**）：患者さんに，前腕を回外し「力こぶ」をつくるように力を入れてもらい，筋力をテストします。脊髄神経根レベルはC5，6です。
- **上腕三頭筋**（**動画2**）：前腕を回内し，肘を伸ばすように力を入れてもらい，筋力をテストします。脊髄神経根レベルはC7です。

2) 上肢遠位筋の筋力テスト

- **長母指外転筋**（**動画3**）：手首を背屈させて，じゃんけんの「パー」のように手を開き，母指に外転するよう力を入れてもらい筋力テストをします。「神経診察のABC」（☞p9）を参照して下さい。長母指外転筋を正確に評価するためには，母指と手掌が同一面になるよう外転してもらう必要があります。脊髄神経根レベルはC7です。
- **母指内転筋**（**動画4**）：母指を含むすべての手指を伸展した状態で，母指と示指で紙を挟んでもらい，母指・示指ともに屈曲させず，伸展したままで紙が抜けないように力を入れてもらいます。紙が抜けるようだと「筋力低下あり」と考えます。「手足が痺れる」（☞p125）を参照して下さい。脊髄神経根レベルはC8です。

3）下肢近位筋の筋力テスト

▶**腸腰筋（動画5）**：臥位で，腿を挙げるようにして，膝を挙上するように力を入れてもらい，筋力テストをします。脊髄神経根レベルはL2，3です。

▶**大腿四頭筋（動画6）**：臥位で，蹴るようにして，膝を伸ばすように力を入れてもらい，筋力テストをします。脊髄神経根レベルはL2～4です。

4）下肢遠位筋の筋力テスト

▶**前脛骨筋（動画7）**：臥位で，足首を背屈してもらい筋力テストをします。前脛骨筋を正確に評価するためには，足首を内股（内反位）にする必要があります。脊髄神経根レベルはL4～S1です。「神経診察のABC」（☞p9）を参照して下さい。

▶**下腿三頭筋（動画8）**：仰臥位で行います。患者さんの踵の下に検者の手を当て，アクセルを踏むように足を底屈してもらい筋力テストをします。脊髄神経根レベルはS1，2です。

E4　半身の感覚障害

片麻痺では半身の感覚障害を認める場合があります。「手足が痺れる」（☞p117）を参照して下さい。

E5　深部腱反射

片麻痺では麻痺側の深部腱反射が亢進します。「手足が痺れる」（☞p121，128）を参照して下さい。

E6　Babinski徴候

片麻痺では麻痺側で陽性となります。「歩き方がおかしい」（☞p25）を参照して下さい。

❷ 急性発症の四肢麻痺，四肢の筋力低下

▼問診

Q1　突然もしくは急に両上下肢の力が入らなくなったか？

運動を行い炭水化物を摂取した翌朝，感覚障害のない両下肢麻痺が生じたなら**低カリウム性周期性四肢麻痺**を疑います。両下肢が完全麻痺に至る症例もありますが，脊髄障害と違って膀胱直腸障害はありません。半日程度で回復に向かいます。多くは甲状腺機能亢進症を併発しています。

左右差のない四肢麻痺で，感覚障害のレベルと膀胱直腸障害を伴っているなら**脊髄炎**を疑います。急性では帯状疱疹ウイルスによる脊髄炎，膠原病に伴う脊髄炎，サルコイドーシスに伴う脊髄炎，アトピー性脊髄炎などが考えられます。

多発性硬化症/視神経脊髄炎では，脊髄の病変の場合は四肢麻痺でも左右差がある点が特徴です。

背部痛や神経根痛が先行し，ひとたび発症すると数時間で進行する四肢麻痺なら**転移性硬膜外腫瘍**を疑います。突然発症し，脊髄梗塞と鑑別が困難な症例もあります。

次から次へと感覚障害と筋力低下をきたす単神経麻痺が非対称性に出現しているなら，**多発単神経炎**を疑います。血管炎による場合は，単神経支配域の耐え難い疼痛で発症することもあります。

ピリピリした異常感覚から始まり，両下肢から上行性に数日間で進行する筋力低下なら**ギランバレー症候群**を疑います。30%ほどが人工呼吸器管理を必要とします。1～3週間前に下痢，気道感染症が先行します。

▼神経診察

E1　筋力テスト

低カリウム性周期性四肢麻痺では下肢近位筋の筋力低下が目立ちます。脊髄炎，多発性硬化症/視神経脊髄炎，転移性硬膜外腫瘍では，頸髄に病変があると左右差が生じる場合もありますが，四肢すべての筋力の低下をきたします。

多発単神経炎では，正中神経障害なら短母指外転筋，尺骨神経障害なら母指内転筋，橈骨神経障害なら長母指外転筋，総腓骨神経障害なら前脛骨筋，後脛骨神経障害なら下腿三頭筋の筋力がそれぞれ低下します。

ギランバレー症候群では四肢の筋力低下をきたします。

E2 感覚障害の分布

脊髄炎，多発性硬化症/視神経脊髄炎，転移性硬膜外腫瘍では，脊髄症をきたしているので体幹に感覚障害のレベルがあります。多発単神経炎では末梢神経の支配域に一致した感覚障害を認めます。ギランバレー症候群では運動障害が主であるため，他覚的感覚障害は認めません。

診察方法は「手足が痺れる」(☞p116)を参照して下さい。

E3 深部腱反射

脊髄炎，多発性硬化症/視神経脊髄炎，転移性硬膜外腫瘍では，頸髄病変であれば四肢の深部腱反射は亢進します。多発単神経炎では神経根障害がないため，しばしば深部腱反射は保たれます。ギランバレー症候群では深部腱反射は低下～消失を示します。

診察方法は「手足が痺れる」(☞p121，130)を参照して下さい。

E4 Babinski徴候

脊髄炎，多発性硬化症/視神経脊髄炎，転移性硬膜外腫瘍では両側陽性です。

診察方法は「歩き方がおかしい」(☞p25)を参照して下さい。

❸ 急性発症の対麻痺，両下肢の筋力低下

▼問診

Q1 突然もしくは急に両下肢に力が入らなくなったか？

低カリウム性周期性四肢麻痺では上肢に筋力低下がほとんどなく，下肢近位筋のみ筋力低下を示す場合があります。

脊髄炎，**多発性硬化症/視神経脊髄炎**，**転移性硬膜外腫瘍**，**脊椎硬膜外血腫**では，胸腰髄の病変の場合，両下肢の筋力低下をきたします。

突然発症の背部痛後の対麻痺で，感覚障害のレベルと膀胱直腸障害を伴っているなら**脊髄梗塞**を疑います。胸髄レベルが多いため，多くは対麻痺の形をとります。原因として大動脈解離を常に念頭に置く必要があります。

頸部もしくは背部の激痛で，発症と同時に対麻痺が生じたなら**脊髄動静脈奇形**を疑います。脊髄内出血，くも膜下出血をきたすタイプは突然発症します。

▼神経診察

E1　筋力テスト

低カリウム性周期性四肢麻痺では下肢近位筋の筋力低下を認めます。脊髄炎，多発性硬化症/視神経脊髄炎，転移性硬膜外腫瘍，脊髄梗塞，脊椎硬膜外血腫，脊髄動静脈奇形では，胸髄に病変がある場合に左右差が生じることもありますが，両下肢の筋力の低下をきたします。

E2　感覚障害の分布

脊髄炎，多発性硬化症/視神経脊髄炎，転移性硬膜外腫瘍，脊髄梗塞，脊椎硬膜外血腫，脊髄動静脈奇形では，体幹にレベルがある感覚障害をきたす場合があります。ただし，Th10の胸髄支配域に知覚のレベルがあるからといって，必ずしもTh10に病変部位があるとは限りません。Th10より上位に頸髄上部を含めた検索が必要となります。Th10に画像的病変がないからといって脊髄に異常なしとするのは危険です。診察方法は「手足が痺れる」(☞p116)を参照して下さい。

E3　深部腱反射

脊髄炎，多発性硬化症/視神経脊髄炎，転移性硬膜外腫瘍，脊髄梗塞，脊椎硬膜外血腫，脊髄動静脈奇形では，知覚のレベル以下での深部腱反射は亢進します。

E4　Babinski徴候

脊髄炎，多発性硬化症/視神経脊髄炎，転移性硬膜外腫瘍，脊髄梗塞，脊椎硬膜外血腫，脊髄動静脈奇形では，両側陽性です。
診察方法は「歩き方がおかしい」(☞p25)を参照して下さい。

❹急性発症の単麻痺

▼問診

Q1　突然もしくは急に，手もしくは足の一肢に力が入らなくなったか？

「日中突然」「朝起きたら」など，急性もしくは突然発症の単麻痺なら**脳血管**

障害を疑います。下垂手など，一見末梢神経障害のようにみえる単麻痺も大脳皮質の小病変で起こりえます。

飲酒後，上腕を圧迫するような側臥位で寝てしまい，覚醒したら下垂手になっていたなら**橈骨神経の圧迫性末梢神経障害**を疑います。

長時間膝を組んだまま乗り物に乗るなどした後に歩こうと思ったら下垂足になっていたなら，**総腓骨神経の圧迫性末梢神経障害**を疑います。

突然発症で，痛みと冷感を伴っているなら**急性動脈閉塞症**を疑います。激しい痛みを訴えることが多いですが，痛みが軽度でビリビリ感のような感覚障害が中心の場合，脳血管障害と間違われることがあります。冷感を伴うことが脳血管障害との鑑別点になります。

Brown-Séquard型の脊髄症なら下肢の単麻痺が起こりえます。これは多発性硬化症/視神経脊髄炎や硬膜外腫瘍による脊髄圧迫などでみられます。

突然発症で，疼痛を伴う一側大腿部の筋力低下なら**糖尿病性筋障害**を疑います。これは糖尿病コントロール不良例に見受けられます。

▼神経診察

E1 筋力テスト

橈骨神経麻痺では長母指外転筋の低下を，総腓骨神経麻痺では前脛骨筋の低下を認めます。

大脳皮質運動野の限局した病変で，手首と手指に限局した筋力低下をきたすと，橈骨神経麻痺様の垂れ手(下垂手)になります。末梢性の橈骨神経麻痺と中枢性麻痺との鑑別点は，拳を強く握ると末梢性では手首が掌屈したままですが(**図1a**)，中枢性では連合運動により手首が背屈する点です(**図1b**)。

Brown-Séquard型の脊髄症では，一側下肢の近位筋である大腿四頭筋，遠位近位筋である前脛骨筋ともに低下します。

診察の方法は，本項「❶急性発症の片麻痺」(☞p149)を参照して下さい。

a. 末梢性下垂手

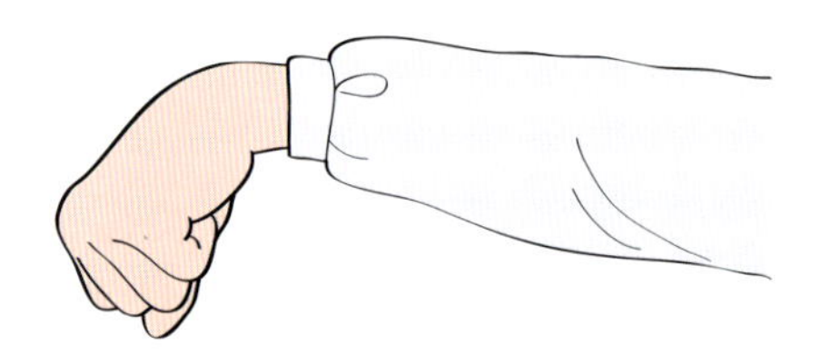

b. 中枢性下垂手

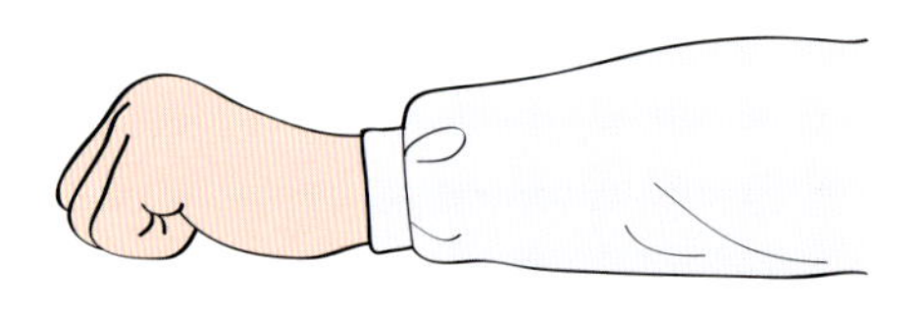

図1 ◉ 下垂手

E2 感覚障害の分布

脳血管障害での単麻痺では運動野に病変が限局することから，多くは感覚障害を認めません。橈骨神経麻痺，総腓骨神経麻痺では，その末梢神経支配に一致した感覚障害を認めます。Brown-Séquard型の脊髄症では，一側の下肢麻痺と同側の深部感覚障害と，対側下肢の表在感覚障害を認めます。
診察の方法は，「手足が痺れる」（☞p116）を参照して下さい。

E3 深部腱反射

Brown-Séquard型の脊髄症では，麻痺側の膝蓋腱反射，アキレス腱反射が亢進します。
診察の方法は，「手足が痺れる」（☞p129）を参照して下さい。

E4 末梢動脈の脈拍の触知

急性動脈閉塞症は脈拍の触知が困難で，冷感があります。

❺ 亜急性～慢性発症の片麻痺

▼**問診**

Q1 1週間以上の経過で，徐々に右もしくは左半身に力が入らなくなったか？

1週間以上の経過で進行する片麻痺で受診する**慢性硬膜下血腫**も存在します。
亜急性に進行する麻痺，頭痛，認知症様症状を呈しているなら**脳腫瘍**を疑います。症候性てんかんで発症することもあり，その場合は急性発症となります。
亜急性に増悪傾向の頭痛，発熱を伴う片麻痺なら**脳膿瘍**を疑います。数カ月間に及ぶ症例もあり，発症形式は様々です。発熱をきたさない症例もあり，「発熱がない」という病歴だけで否定できない場合もあります。
亜急性，慢性進行性の経過をとる**多発性硬化症/視神経脊髄炎**もあります。

▼**神経診察**

本項「❶急性発症の片麻痺」（☞p149）を参照して下さい。

❻ 亜急性～慢性発症の四肢麻痺，四肢の筋力低下

▼問診

Q1 **1週間以上の経過で，徐々に両手足に力が入らなくなったか？**

慢性の経過で，四肢の感覚障害を伴った筋力低下なら**多発性ニューロパチー**を疑います。慢性炎症性脱髄性多発神経炎や，原因疾患が明らかなものとしては遺伝性，中毒性，ビタミン欠乏性，HIV感染，糖尿病性，M蛋白血症，傍腫瘍性などが知られています。

長い間話し続ける・髪をとかす・ものを持ち上げる・階段を上る・硬いものを噛むときの易疲労性が現れたり，「車を長時間運転すると瞼が下がる」などが起床時や，休息後に回復するような筋力低下なら**重症筋無力症**を疑います。眼瞼下垂，複視が初発の場合は診断が比較的容易ですが，それ以外の症状で来院すると診察時に症状がないこともあり，診断に苦慮します。亜急性に進行し，1年以内に四肢筋力低下に進展することが多いようです。

ステロイド薬の長期投与中，脂質降下薬の投与中に生じた四肢近位筋の筋力低下なら**薬剤性のミオパチー**を疑います。多くの症例は，投与中止にて改善していきます。

慢性の経過で進行する四肢麻痺なら**脊髄腫瘍**を疑います。脊髄硬膜内髄外腫瘍ではBrown-Séquard型をとりうるので，下肢の単麻痺で発症することもあります。頸髄病変でも体幹に感覚障害のレベルが存在することがあります。膀胱直腸障害はほぼ必発です。

再発・寛解の経過がある麻痺症状なら**多発性硬化症/視神経脊髄炎**を疑います。亜急性，慢性進行性などの経過をとりえます。

慢性の経過で進行する，感覚障害を伴わない筋萎縮と筋力低下なら**運動ニューロン疾患**を疑います。遠位でも近位でも単麻痺でも発症します。月単位で急速に進行する筋萎縮性側索硬化症や，年単位で徐々に進行する球脊髄性筋萎縮症もあります。

いつとはなしに亜急性に発症し，椅子からの立ち上がり，階段の上りなどの際に自覚する対称性四肢筋力低下なら**多発性筋炎**を疑います。皮膚所見，顔面筋の障害はありません。筋の圧痛は病初期にはありますが，筋力低下がはっきりした時期ではむしろ少ないようです。

顔面，手指の皮膚所見を伴い，亜急性に発症し，椅子からの立ち上がり，

階段の上りなどの際に自覚する対称性四肢筋力低下なら**皮膚筋炎**を疑います。多発性筋炎と同様に，顔面筋の障害はありません。皮膚所見が筋炎症状に先行する場合もあります。多発性筋炎と違い，悪性腫瘍の合併率が高いのが特徴です。

慢性の経過で，甲状腺疾患，副甲状腺疾患の既往がある四肢近位筋の筋力低下なら，甲状腺機能亢進症，甲状腺機能低下症，副甲状腺機能亢進症などの**内分泌疾患に伴うミオパチー**を疑います。

慢性の経過で，「強く握るとなかなか離せない」「しゃべり始めに呂律が回らない」などが寒冷で悪化し，四肢の筋力低下を伴っているなら**筋緊張性ジストロフィー**を疑います。筋硬直が特徴的で，ミオパチーですが遠位優位の筋力低下を呈します。耐糖能障害，肥満，高脂血症，白内障，不整脈，心筋障害を伴っており，耐糖能異常などで医療機関を受診した際に初めて筋緊張性ジストロフィーを指摘されることもあります。

繰り返す運動で筋力が改善する近位筋優位の筋力低下と眼瞼下垂，口内乾燥，排尿障害などを伴うなら**Lambert-Eaton症候群**を疑います。自律神経障害を合併するのが特徴的です。小細胞がんに合併する症例が最も多いです。

慢性の経過で，顔面筋，嚥下障害を伴い，非対称性の感覚障害のない四肢筋力低下なら**封入体筋炎**を疑います。多発性筋炎や皮膚筋炎と違い，年単位で進行すること，顔面筋が障害されることが鑑別点です。

▼神経診察

E1 筋力テスト

多発性ニューロパチーでは四肢遠位優位の筋力低下をきたすため，長母指外転筋，母指内転筋，前脛骨筋，下腿三頭筋が低下します。

重症筋無力症では，比較的近位筋優位で対称性に上腕三頭筋，上腕二頭筋，腸腰筋，大腿四頭筋が低下することが多いです。また，上肢を水平挙上した場合，3分間以上の保持が困難です。

Lambert-Eaton症候群では，重症筋無力症に似た筋力低下をきたしますが，下肢近位筋である大腿四頭筋，腸腰筋の低下が目立ちます。手を繰り返し握るなどの反復運動で，最初は力が弱くなり，しだいに増強するinverse myastheniaが特徴的です。

各ミオパチー，多発性筋炎，皮膚筋炎では，四肢近位の上腕三頭筋，上腕二頭筋，腸腰筋，大腿四頭筋の筋力低下をきたします。

封入体筋炎では，筋力低下が左右非対称であること，ほぼすべての症例で下腿三頭筋の筋力低下がみられるなど，遠位筋が侵されることが多発性筋炎との鑑別点です。

筋緊張性ジストロフィーでは，左右対称性に四肢遠位の母指外転筋，母指内転筋，前脛骨筋，下腿三頭筋の筋力が低下しますが，大腿四頭筋の筋力低下も伴っている点が特徴です。

運動ニューロン疾患では，左右非対称に四肢遠位の長母指外転筋，母指内転筋，前脛骨筋，下腿三頭筋の筋力が低下します。

脊髄腫瘍，脊髄に病変がある多発性硬化症/視神経脊髄炎などの脊髄症では，四肢の筋力低下をきたし，病変の位置によりますが通常左右差があります。しばしば膀胱直腸障害，特に尿閉を合併しています。

E2 感覚障害の分布

多発性ニューロパチーでは，四肢遠位優位に表在覚の低下を伴う場合があります。脊髄症では，知覚のレベルがあり，そのレベル以下の感覚障害をきたします。

E3 深部腱反射

多発性ニューロパチーでは，深部腱反射は低下もしくは消失します。脊髄症では，病変部以下の深部腱反射は亢進します。重症筋無力症では，筋力が低下していても深部腱反射は低下しません。Lambert-Eaton症候群では，重症筋無力症と違って深部腱反射は低下もしくは消失します。多くのミオパチーでは，深部腱反射は低下します。また，筋萎縮性側索硬化症では，四肢の深部腱反射は亢進します。「手足が痺れる」（☞p121，130）を参照して下さい。

E4 Babinski徴候

脊髄症では，病変部位が左右どちらかに偏在していれば，片側で陽性となります。運動ニューロン疾患では両側陽性です。「歩き方がおかしい」（☞p25）を参照して下さい。

E5 peek sign

患者さんに両眼の閉眼を指示します。30秒以内に眼瞼縁が離れ始め，強

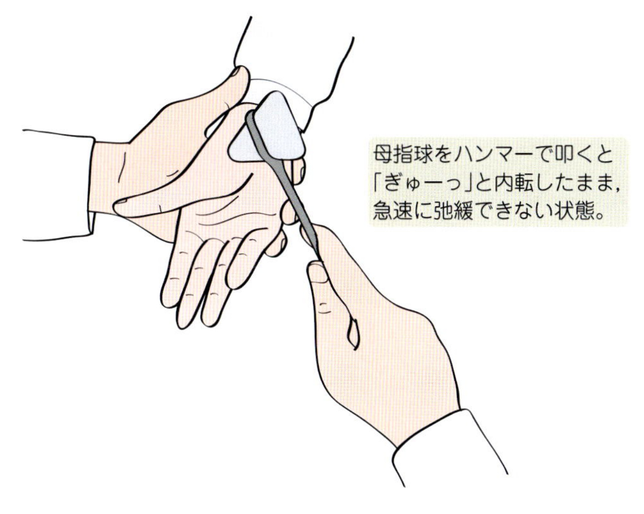

図2 ● percussion myotonia

膜が見え始める場合を「陽性」とし,重症筋無力症の可能性がきわめて高くなります。

E6 筋硬直

母指球をハンマーで叩く(動画9)と「ぎゅーっ」と内転したまま,急速に弛緩できない状態をpercussion myotoniaと呼びます(図2)。筋緊張性ジストロフィーに特徴的です。

❼ 亜急性~慢性発症の対麻痺,両下肢の筋力低下

▼問診

Q1 1週間以上の経過で,徐々に両足に力が入らなくなったか?

馬尾症候群は「手足が痺れる」(☞p134)を参照して下さい。

徐々に進行する,飲酒などで日内変動する対麻痺なら**脊髄動静脈瘻**を疑います。変動する尿閉を主訴に泌尿器科を受診する症例もあります。

そのほかの疾患は, 本項「❸急性発症の対麻痺, 両下肢の筋力低下」(☞p152),「❻亜急性~慢性発症の四肢麻痺, 四肢の筋力低下」(☞p156)を参照して下さい。

▼神経診察

本項「❸急性発症の対麻痺, 両下肢の筋力低下」の(☞p152)を参照して下さい。

❽ 慢性発症の単麻痺

▼問診

Q1 1週間以上の経過で，徐々に手もしくは足に力が入らなくなったか？

慢性の経過で進行する下肢単麻痺なら，**脊髄硬膜内髄外腫瘍**を疑います。Brown-Séquard型をとりうるので，下肢の単麻痺で発症することもあります。膀胱直腸障害がほぼ必発です。多発性硬化症/視神経脊髄炎でも，Brown-Séquard型の脊髄症なら下肢の単麻痺が起こりえます。

運動ニューロン疾患でも，初期には上肢もしくは下肢の単麻痺で発症する場合があります。

▼神経診察

Brown-Séquard型の脊髄症は本項「❹急性発症の単麻痺」（☞p154）を，運動ニューロン疾患は本項「❸急性発症の対麻痺，両下肢の筋力低下」（☞p152）を参照して下さい。

Scene 2「どうされましたか?」

〈番外編〉「気を失う＝頭部CT」でいいの?

「気を失う」へのアプローチ

▶「気を失った」ことを主訴に患者さんが来院すると，まずは「頭部CT」と考えてしまいます。「気を失った」という主訴が，“5分以内に速やかに回復する失神”だとすると，原因としては意外に中枢性疾患が少ないことがわかります。ここでは“気を失った＝5分以内の失神”を主訴にして来院した患者さんへの，問診によるアプローチについて解説します。

First Impression どんなふうにおかしいと感じたか?	原因となる主な疾患
「前兆がない」「臥床で起こった」「心不全の既往がある」「突然死の家族歴がある」「運動中の発症」のいずれかが当てはまる。	◉洞不全症候群（☞p162） ◉完全房室解離（☞p162） ◉不整脈（☞p162） ◉急性冠症候群（☞p162） ◉異型狭心症（☞p162） ◉大動脈解離（☞p162） ◉大動脈弁狭窄症（☞p162） ◉肥大型心筋症（☞p162） ◉肺塞栓（☞p162） ◉起立性低血圧（☞p162） ◉左房粘液腫（☞p162） ◉鎖骨下動脈盗血症候群（☞p162） ◉脳底動脈狭窄症（☞p162） ◉くも膜下出血（☞p162） ◉薬剤性（☞p163）

胸痛，胸部不快感を伴っている。	◉急性冠症候群（☞p163） ◉異型狭心症（☞p163）
労作開始時，労作中に発症した。	◉不整脈（☞p163） ◉急性冠症候群（☞p163） ◉大動脈解離（☞p163） ◉大動脈弁狭窄症（☞p163） ◉肥大型心筋症（☞p163） ◉肺塞栓（☞p163）
起立時，坐位をとったときに発症した。	◉起立性低血圧（☞p163）
前傾姿勢時に発症した。	◉左房粘液腫（☞p163）
上肢を肩より上に挙上したときに発症した。	◉鎖骨下動脈盗血症候群（☞p164）
浮動性めまい，もしくは回転性めまいが先行している。	◉脳底動脈狭窄症（☞p164）
立位，坐位といった同一姿勢の保持で発症した。	◉血管迷走神経反射（☞p164）
排尿，排便，咳嗽時に発症した。	◉状況失神（☞p164）
急に振り向いたとき，理髪店での髭剃りのときに発症した。	◉頸動脈過敏症候群（☞p164）
胸焼け，口臭，食物が食道につかえた感じがある，嚥下時に発症した。	◉嚥下性失神（☞p164）

Q1～7：1つでも該当するようならレッド・フラッグ疾患の可能性が出てきます。疾患特異的質問と理学所見をとります。
Q1～7以外：そのほかの疾患特異的質問を行います。

原因となる疾患は頻度順に並べている。赤字は緊急度が高い。

原因となる主な疾患

▼問診

Q1 「前兆がない」「臥床で起こった」「心不全の既往がある」「突然死の家族歴がある」「運動中の発症」のいずれかがあるか？

その場合，洞不全症候群，完全房室解離，不整脈，急性冠症候群，異型狭心症，大動脈解離，大動脈弁狭窄症，肥大型心筋症，肺塞栓，起立性低血圧，左房粘液腫，鎖骨下動脈盗血症候群，脳底動脈狭窄症，くも膜下出血の可能性が出てきます。
薬剤性では，ジギタリス，マクロライド系抗菌薬，Ia系抗不整脈薬，降圧薬などで不整脈による失神を引き起こす可能性があります。マクロライド系抗菌薬の一部には，QT延長の副作用が知られています。

Q2 胸痛，胸部不快感を伴っているか？

その場合，**急性冠症候群**もしくは**異型狭心症**による失神を疑います。

Q3 労作開始時，労作中に発症したか？

その場合，**不整脈**，**急性冠症候群**，**大動脈解離**，**大動脈弁狭窄症**，**肥大型心筋症**，**肺塞栓**を疑います。
肺閉塞では呼吸困難や胸痛を伴った失神ですが，失神のみの発症もあるため，肺塞栓の危険因子を持ち合わせている失神患者さんでは鑑別に挙げるべきでしょう。
大動脈弁狭窄症は激しい運動中の失神が特徴的ですが，入浴時や大量の発汗後にも起こります。
大動脈解離では3%が失神のみで発症すると言われています。若年者でも，大動脈の中膜壊死やマルファン症候群などが基礎にあれば高血圧の病歴がなくても発症することがあります。

Q4 起立時，坐位をとったときに発症したか？

その場合，**起立性低血圧**を疑います。多くは発作前に眼前が暗くなるような感覚，視野のぼやけが先行します。原因としては，下痢・嘔吐や過剰透析などによる細胞外液の喪失，消化管や腹部大動脈瘤の破裂，子宮外妊娠，肝細胞がん破裂などの出血，薬剤，糖尿病，パーキンソン病などにみられる自律神経障害，心タンポナーデなどが挙げられます。
薬剤ではCa拮抗薬，β遮断薬，血管拡張薬が起立性低血圧の原因となります。

Q5 前傾姿勢時に発症したか？

その場合，**左房粘液腫**が疑われます。粘液腫による左房流出路の閉塞が原因です。

Q6 上肢を肩より上に挙上したときに発症したか？

その場合，**鎖骨下動脈盗血症候群**が疑われます。多くは髪をとかす，洗濯ものを干すなどの動作の後に脳幹症状が先行して発症します。

Q7 浮動性めまい，もしくは回転性めまいが先行しているか？

その場合，**脳底動脈狭窄症**が疑われます。めまい以外に複視，構音障害，嚥下障害などの脳幹症状が先行します。

Q8 立位，坐位といった同一の姿勢の保持で発症したか？

その場合，**血管迷走神経反射**が疑われます。緊張，痛みなどが誘引となることもあります。体動時に発症することはありません。失神前に嘔気や胃部不快感が先行します。発作中・発作後は顔色が蒼白であることが，顔面蒼白に続いてチアノーゼ，回復時はむしろ顔面紅潮がみられる心原性失神との鑑別点です。

Q9 排尿，排便，嚥下，咳嗽時に発症したか？

その場合，**状況失神**が疑われます。排尿失神の多くは大量飲酒後の排尿時に起こります。排便失神は，睡眠後もしくは臥位での休息後の排便時に起こることがあります。咳嗽失神は肥満，大量喫煙，慢性閉塞性肺疾患が基礎にあるとされています。

Q10 急に振り向いたとき，理髪店での髭剃りをしているときに発症したか？

その場合，**頸動脈過敏症候群**が疑われます。髭剃りは頸動脈をマッサージすることになります。また，ジゴキシンの内服は頸動脈過敏の増強因子です。

Q11 胸焼け，口臭，食物が食道につかえた感じがあり，嚥下時に失神したか？

固形物や温冷水で誘発される食道ヘルニア，食道憩室，食道がん，アカラシアなどの基礎疾患がある場合は，**嚥下性失神**の可能性を考える必要が出てきます。

第3章

常連さんに潜む
神経疾患を見破る

第3章

常連さんに潜む神経疾患を見破る

慢性的神経疾患や神経合併症が外来通院中の患者さんに潜んでいる可能性があります。本項では，日常診療で念頭に置くべき鑑別疾患を紹介しています。

1. 糖尿病患者に潜む神経疾患

糖尿病の患者さんに，両下肢末端からの左右対称性の感覚障害や自律神経障害が合併するのは周知の通りですが，ここでは非定型的病型について解説します。

1 trunk and limb mononeuropathy

問　診　50歳以上の長期罹患者にみられ，1本から複数の肋間神経，体幹の神経幹障害により，片側の胸痛，腹痛を訴えます。しばしば狭心症，胆嚢炎，腎疝痛などと間違われます。

神経診察　体幹の神経走行に沿った異常感覚を伴っていますので，アルコール綿の角で触れ，疼痛を訴える部位が神経走行に一致しているかを調べます。「手足が痺れる」(☞p118) を参照して下さい。

2 diabetic amyotrophy

問　診　50歳以上のコントロール不良患者において，ゆっくり進行する大腿〜殿部の左右対称性の筋萎縮と筋力低下を示します。

神経診察 大腿四頭筋部の筋力低下をみていきます。神経診察の方法は「力が入らない・立てない」(☞p150) を参照して下さい。

3 手根管症候群

問　診 通常の手根管症候群は早朝のこわばりや手指のビリビリ感を訴えますが，糖尿病患者さんの中には典型的感覚障害を示さず，母指球の萎縮のみを呈する場合があり，手根管症候群と気づかないことがあります。

神経診察 短母指外転筋の筋力検査を行います。神経診察の方法は「手足が痺れる」(☞p125) を参照して下さい。

2. 喘息患者に潜む神経疾患

稀な疾患ですが，気管支喘息の先行と末梢神経の組み合わせで常に鑑別に挙げておくべき疾患を説明します。

1 アレルギー性肉芽腫性血管炎

問　診 気管支喘息患者の亜急性から慢性の経過で，全身倦怠感，食欲不振，体重減少が出現し，四肢の疼痛，感覚障害，運動麻痺を伴います。多発単神経炎型の末梢神経障害を示すため，四肢のいたるところに，末梢神経支配域に一致して症状が出現します。末梢神経障害の出現と気管支喘息の増悪はしばしば同期します。

神経診察 感覚障害の分布 (☞p120，図3b) が末梢神経に一致しているかどうか診察します。筋力検査は末梢神経の支配別に確認していきます。手では長母指外転筋は橈骨神経，短母指外転筋は正中神経，母指内転筋は尺骨神経に支配され，脚では前脛骨筋は腓骨神経，下腿三頭筋は脛骨神経に支配されています。

3. 甲状腺機能亢進症患者に潜む神経疾患

周期性四肢麻痺の合併が有名ですが，ここでは診療所に通院中の患者さんで慢性に経過する疾患を取り上げました。

1 甲状腺眼症

問　診　「眼の大きさに左右差がある」「瞼がむくむ」「眼の奥が痛い」「ものが2つに見える」「視力が落ちた」などを訴えます。

神経診察　視診上，眼球突出，眼瞼浮腫がみられます。外眼筋麻痺も高頻度で認められ，外転制限，上転制限から発症し，全外眼筋麻痺に進行します。視神経障害をきたす場合もあり，早急な加療を必要とします。外眼筋麻痺の診察方法は，「ものが二重に見える」（☞p82）を参照して下さい。

2 甲状腺機能亢進症に合併した重症筋無力症

問　診　疲れやすいといった易疲労性，夕方になると力が入らないといった日内変動を特徴とし，眼瞼下垂，複視，構音・嚥下障害，四肢脱力症状を訴えます。甲状腺眼症との鑑別は，日内変動がある点と疼痛を訴えることがない点です（甲状腺眼症は眼痛が比較的多い）。また，甲状腺機能亢進症症状を改善させると重症筋無力症症状が悪化し，甲状腺機能亢進症症状が悪化すると，重症筋無力症症状が改善するというシーソー現象がみられることがあります。

神経診察　眼瞼下垂増強法にて症状の増悪があるかどうか診察します。眼瞼下垂増強法の方法は「ものが二重に見える」（☞p89）を参照して下さい。

4. 甲状腺機能低下症患者に潜む神経疾患

下記のような疾患を主訴に来院することもあるため，慢性経過の神経症状に対しては常に甲状腺機能低下症を念頭に置いておくとよいかもしれません。

1 認知症

問　診　初期には自発性・意欲の低下，健忘が目立ち，進行とともに抑うつ，易興奮性，幻覚，妄想などが出現してきます。特に幻覚，妄想は本症に特徴的とされています。

神経診察　動作緩慢，アキレス腱反射の弛緩相の遅延が重要です。アキレス腱反射の弛緩相のみかたは，「反応が悪い」（☞p39）を参照して下さい。

2 手根管症候群

問　診　甲状腺機能低下症に合併する手根管症候群は両側ですので，両手指の痺れ・朝のこわばりが診断のきっかけになります。

神経診察　短母指外転筋の筋力検査を行います。神経診察の方法は「手足が痺れる」（☞p124）を参照して下さい。

3 小脳性運動失調

問　診　歩行時のふらつき，上肢の使いにくさなどの協調運動障害を認めます。

神経診察　四肢の失調，tandem gaitができないなどの所見を認めます。神経診察の方法は「神経診察のABC」（☞p11）を参照して下さい。

4 ミオパチー

問　診　「腕が上がらない」「立ち上がるのが大変」「階段を上ることができない」など四肢近位筋の筋力低下の病歴を認めます。また，筋痛，こむら返り，筋のこわばりも比較的多い症状です。

神経診察　四肢近位筋の筋力低下を認めます。筋は筋力低下があるにもかかわらず肥大傾向です。筋肉をハンマーで叩くと，その部位だけが筋の小さな盛り上がりを示す筋膨隆現象をしばしば認めます。

5. 関節リウマチに潜む神経疾患

関節の痛みなのか，いわゆる感覚障害としての「痺れ」なのかを聞く問診が，関節リウマチに合併する神経疾患を疑うきっかけになります。

1 環軸亜脱臼

問　診　頸部を動かした際の大後頭神経支配域に放散する痛み，頸部を回旋したときのめまい，前屈時の四肢の痺れ，歩行時ふらつき，第２頸神経障害による開口障害などがあります。

神経診察　後頸部から後頭部のC2支配域の知覚障害，頸部の可動域制限が特徴的ですが，早期では後頸部，後頭部痛と痺れのみで神経学的所見が乏しい状況もありえます。身体所見では除外できず画像検査を必要とします。

2 手根管症候群

問　診　手関節の滑膜炎に伴う手根管症候群が関節リウマチでも起こりえます。朝に手指のこわばり，手指の痺れで発症します。

神経診察　短母指外転筋の筋力検査を行います。神経診察の方法は「手足が痺れる」(☞p122)の項を参照して下さい。

6. 胃全摘後に潜む神経疾患

必ずしも大球性貧血を伴わずに下記神経疾患を合併することがありますので，問診と診察が重要です。

1 ビタミンB_{12}欠乏による亜急性連合性脊髄変性症

問　診　両下肢遠位のビリビリするような靴下型異常感覚で発症し，進行とともに上肢にも感覚障害が現れ，後索の障害を反映して失調症状としてのふらつきや深部感覚障害による洗面現象（閉眼・暗所でふらつき増強）がみられるようになります。

神経診察　四肢遠位優位もしくは体幹の髄節レベル以下の表在感覚低下，振動感の低下，Romberg徴候，錐体路障害としてのBabinski徴候陽性，四肢深部腱反射の亢進などがみられます。しばしば末梢神経障害も加わるため，アキレス腱反射はむしろ低下する場合があります。「手足が痺れる」(p118，129，131，133)，「歩き方がおかしい」(☞p25，32)を参照して下さい。

2 ビタミンB_{12}欠乏による脳症

問　診　急速に進行する認知症に，歩行時のふらつきや手足の痺れが合併している場合に考えます。

神経診察　前項「1. ビタミンB_{12}欠乏による亜急性連合性脊髄変性症」で述べた神経所見を認めることがありますが，すべてそろっているとは限りません。ただ，何らかの錐体路徴候の合併率は高いと思われます。

7. 薬剤投与に潜む神経疾患

すべての神経疾患で鑑別診断として薬剤性の可能性を考える必要があります。

1 ニューロパチー

問　診　ニューロパチーの頻度の高い薬剤として，抗結核薬のイソニアジド，抗がん薬のビンクリスチン，ビンブラスチン，シスプラチン，抗菌薬のメトロニダゾール，抗不整脈薬のアミオダロン，抗てんかん薬のフェニトインなどが挙げられます。服用した数週間後に発症する傾向があり，感覚優位の末梢神経障害です。

神経診察　手袋状・靴下状の感覚障害と遠位優位の筋力低下，深部腱反射の低下から消失を認めます。「手足が痺れる」(☞p121，130，135)，「力が入らない・立てない」(☞p152)を参照して下さい。

2 パーキンソニズム

問　診　塩酸チアプリド，制吐薬のメトクロプラミド，胃薬として使われるスルピリドなどが有名です。通常は服用の数カ月後に発症することが多いですが，急性に発症する場合もあります。パーキンソン病との鑑別点は，初期から無動が目立ち，振戦は目立たず，固縮が左右対称性で，進行も速い傾向にあります。

神経診察　固縮，すり足・小刻み歩行を認めます。「歩き方がおかしい」(☞ p22，26) を参照して下さい。

3 神経筋接合部障害

問　診　ペニシラミン，シベンゾリンなどが神経筋接合部をブロックすることで筋無力症症候群を生じることがあります。

神経診察　易疲労性，眼瞼下垂，全身の脱力を認めます。

8. がんに潜む神経疾患

がんに潜む神経疾患は，がんによる全身倦怠感や原発巣の症状と考えてしまいがちです。頻度は高くありませんが，鑑別診断として念頭に置くべき疾患を挙げました。

1 Lambert-Eaton 症候群

問　診　神経終末からアセチルコリンの遊離を阻害する自己抗体が産生されて発症する傍腫瘍性神経症候群の1つです。肺小細胞がんに合併する場合が圧倒的に多いようです。両下肢の近位筋の筋力低下が目立ち，眼瞼下垂，顔面筋の筋力低下，頸部前屈筋の筋力低下もあるものの重症筋無力症に比べると軽度です。また，口内乾燥，陰萎，便秘，排尿障害，発汗障害などの自律神経症状が高頻度に合併するのが特徴です。

神経診察 反復運動をさせると，最初は力が入らないが繰り返しているうちにしだいに力が強くなるinverse myasthenia が特徴的です。

2 癌性髄膜症

問　診 亜急性の経過で進行する頭痛，悪心，嘔吐がみられます。嘔気，嘔吐が前面に立つために消化器症状ととらえられ，診断が遅延する場合もあります。原発巣はリンパ腫，白血病などの血液疾患のほか，肺がん，胃がん，乳がんが多いとされています。

神経診察 髄膜症とされながらも，実際には項部硬直などの髄膜刺激症状を欠く例も多く見受けられます。脳底部に浸潤するため，脳神経障害を伴うことがこの疾患を疑うきっかけになる場合があります。「ものが二重に見える」（☞p80），「顔が痺れる」（☞p98），「むせる・ものが飲みにくい」（☞p138）を参照して下さい。

第4章

脳梗塞簡単整理

第4章

脳梗塞簡単整理

脳梗塞の診療においては病型診断が重要です。なぜなら，病型により治療法が変わってくるからです。MRIを撮れば病型診断が簡単につくのではないかとの意見もあるかと思います。確かに，発症72時間も経てば，脳梗塞であればMRI画像で描出が可能になります。しかし，今日では超急性期血栓溶解療法が出現し，MRI画像に写る以前に治療が開始される時代となっています。また，ラクナ梗塞，アテローム血栓性脳梗塞でもより早期の適切な加療が望まれます。画像での確定診断を待ってはいられない状況も多々あります。この章では，簡単な病歴と解剖学的診断にて，迅速に脳梗塞の病型診断にせまれることを解説します。

1 解剖の整理

▶脳梗塞の病型診断を理解していくために，まずは簡単な解剖を押さえます。錐体路は図1に示すように，①脳幹部橋では腹側を走行し，②内包を経て，③放線冠，④皮質の中心前回に至ります。体性感覚路は，①脳幹部橋では錐体路より背側を走行し，②視床を経て，③放線冠，④中心後回に至ります。

▶次にテント上の解剖を解説します。まずは図2に示した①～⑧の順番で模式的に理解していきます。「神経診察のABC」(☞p2) の診察所見がどの部位に対応しているかも合わせて説明します。

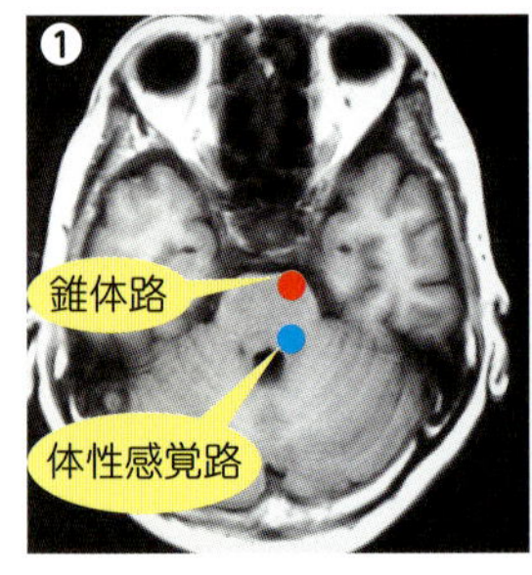

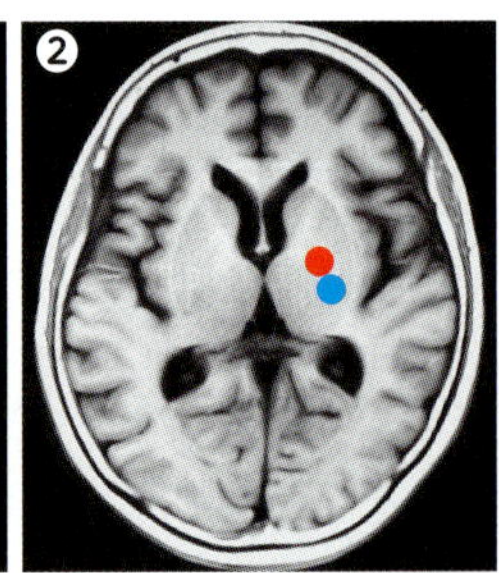

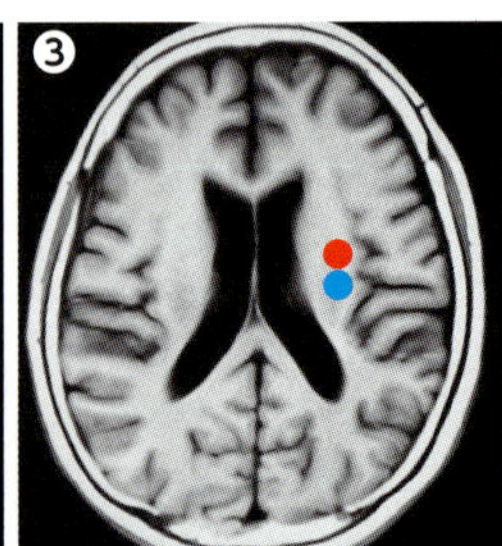

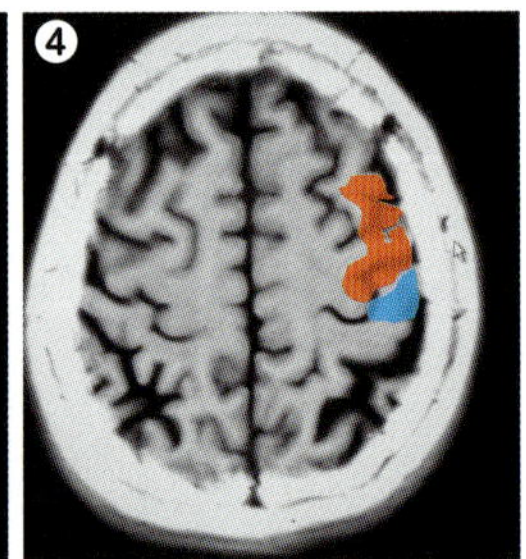

図1◉ 錐体路と体性感覚路

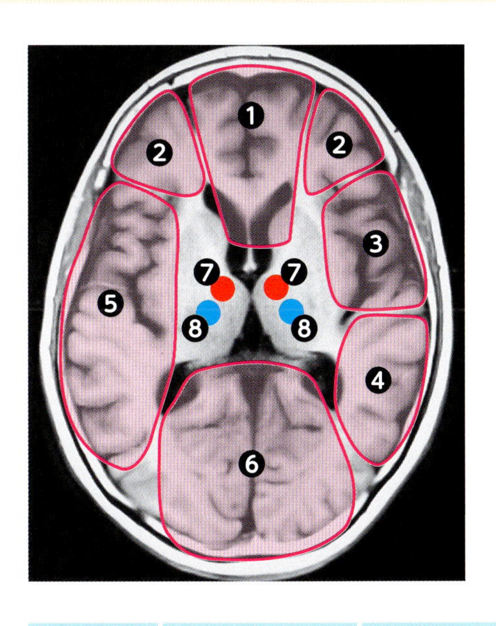

障害がある領域	診察所見	神経診察のABC
❶	自発性低下	
❷	共同偏視	眼位の診察はペンライトで瞳孔を照らし，図のように判断します（☞ p4）。 両眼ともに光が瞳孔の中に見える場合，正常と判断する。 光が瞳孔の外に見える場合，両眼が一方向に偏視している場合，共同偏視と判断する。
❸	運動性失語	時計を見せて「これは何？」と質問し，「とけい」と答えられなかったら運動性失語を疑います（☞ p43）。
❹	感覚性失語	「時計はどれ？」と質問し，答えられなければ感覚性失語を疑います。（☞ p14）。
❺	病態失認もしくは半側空間無視	「聴診器の真ん中を指さしてください」と指示し，真ん中を指せない場合は半側空間無視の可能性が出てきます（☞ p14）。

図2 ◉ テント上の領域と診察所見の対応

次頁へつづく

障害がある領域	診察所見	神経診察のABC
❻	半盲	検者は自分の指をすり合わせながら，対座視野を確認します。検者は自分の指をすり合わせながら，患者さんの耳側上方，耳側下方の視野を外側から中心に向けて移動させます。指が見えた場所が，患者さんと検者とでほぼ一致していれば視野障害はないと考えます。反対側でも行います（☞p2）。 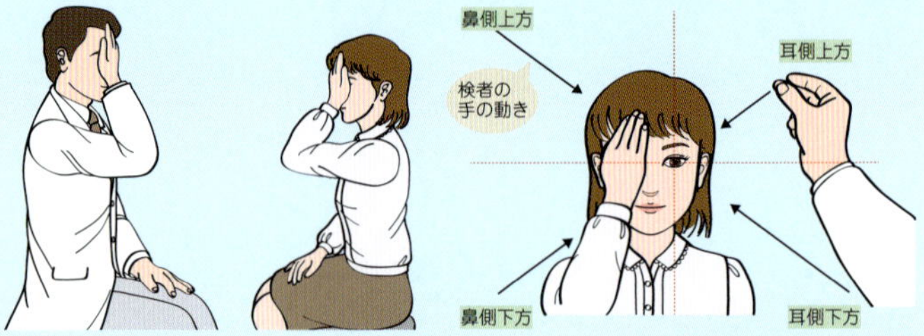
❼	半側の錐体路障害	Barré徴候（☞p8），長母指外転筋（☞p9），Mingazzini試験（☞p12），前脛骨筋（☞p9）で筋力を，Schaefferの手技（☞p13）でBabinski徴候を確認していきます。 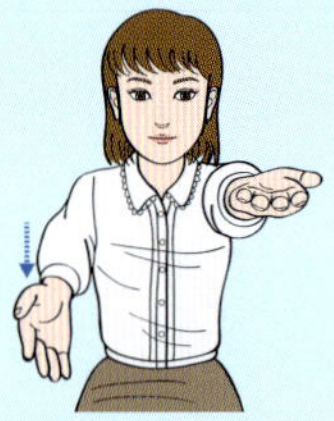 **Barré徴候** 手掌を上にして体の前方に伸ばした両手が，そのまま保持できるかをみる。麻痺側では，前腕が回内し，徐々に落下する。 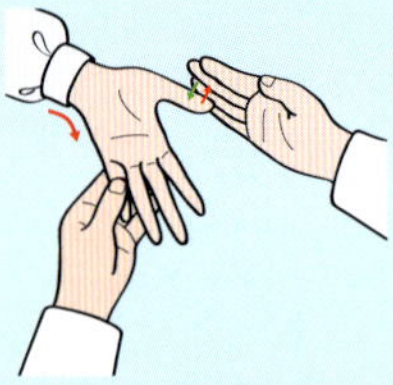 **長母指外転筋** じゃんけんの「パー」をするように手首を伸展位した状態で母指を外転させてもらい，筋力をみる。左右差を確認する。 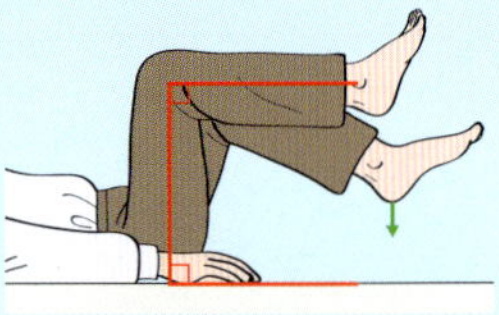 **Mingazzini試験** 両下肢の股関節を90度の屈曲位とし，膝も90度屈曲位で両下腿を伸ばし，保持が可能か確認。麻痺側で下肢がゆっくりと落下する。 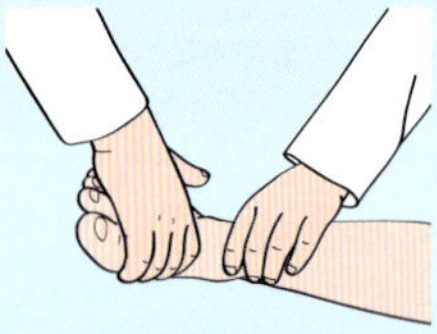 **前脛骨筋** 足を内股にした状態で足首を背屈する力を入れてもらい，筋力を評価。左右差を確認する。 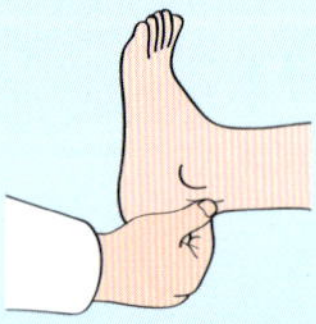 **Schaefferの手技** アキレス腱をゆっくりつまむ。錐体路障害がある場合は，母趾が背屈する。
❽	体性感覚路の障害	消毒綿の角などを用いて診察を行います（☞p6，118）。 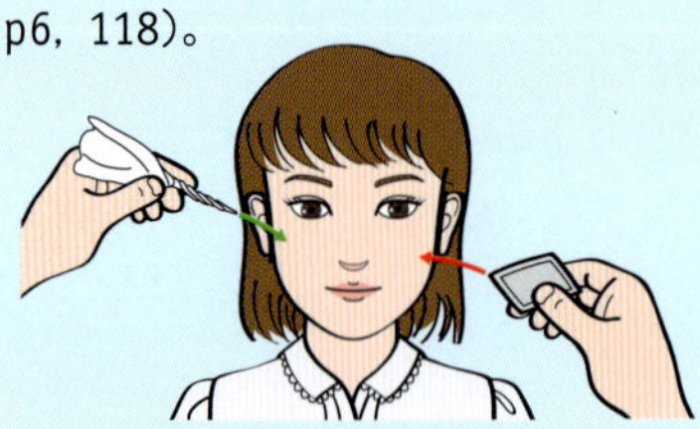 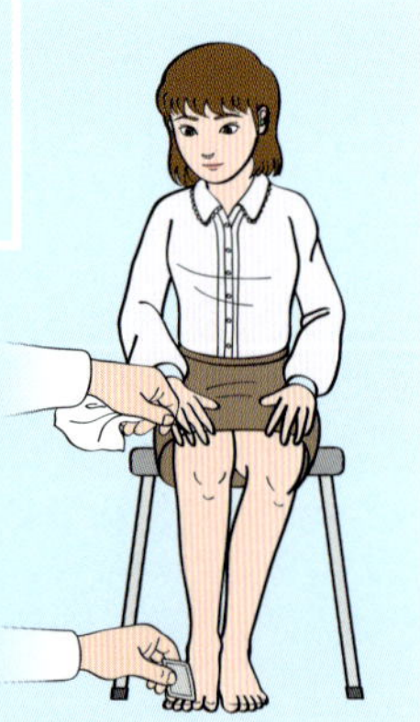

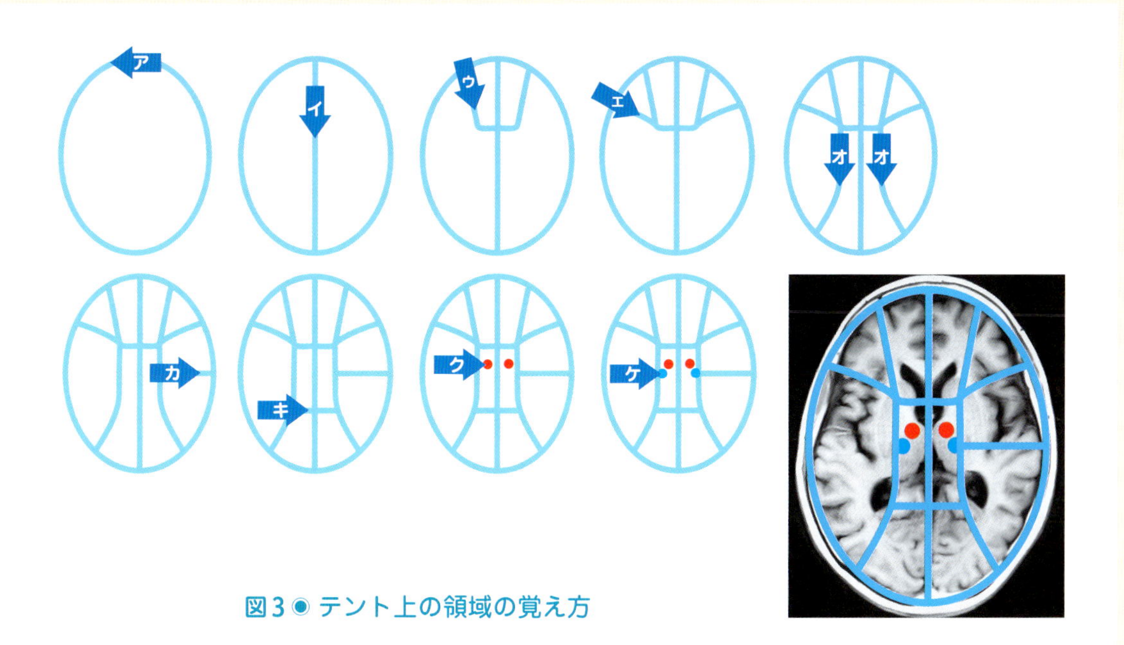

図3 ◉ テント上の領域の覚え方

▶領域の覚え方は，絵かき歌のようにア～ケの順番で線を引いていきます。そこに頭部MRI画像を重ねると，テント上のおおよその解剖が見て取れると思います（図3）。

2 ラクナ梗塞

▶ラクナ梗塞の特徴は，梗塞巣が1.5cm未満で基底核，内包，視床，橋などの穿通枝自体の閉塞で生じた小梗塞です（口径40～200μmの血管ではlipohyalinosis，口径300～500μmの血管ではmicro-atheroma）。したがって図4のようなイメージとなり，限局した梗塞になります。症状は図2にもある通り，錐体路もしくは体性感覚路のみの障害となるため，pure motor hemiparesis，pure sensory disturbanceとなります。病態生理学的にラクナ梗塞は，アテローム性硬化性脳梗塞と違って進行性に血栓が形成されず，非進行性の経過を示します。

▶ラクナ梗塞のキーワードは非進行性のpure motor hemiparesis，pure sensory disturbanceです。

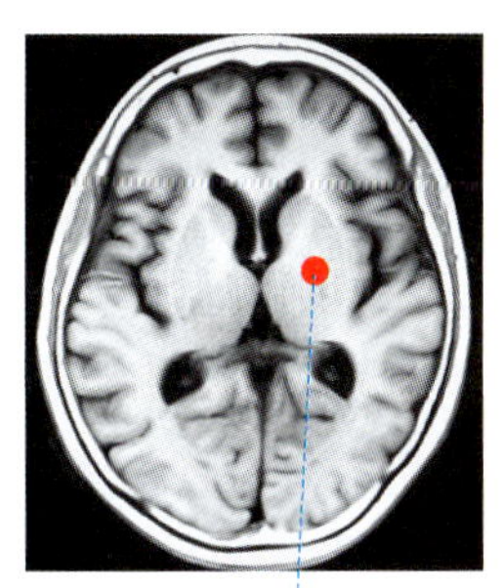

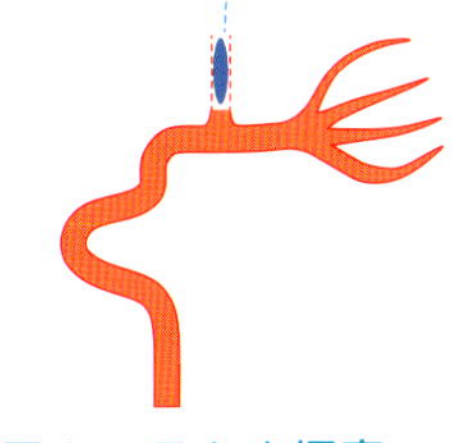

図4 ◉ ラクナ梗塞

3 branch atheromatous disease (BAD)

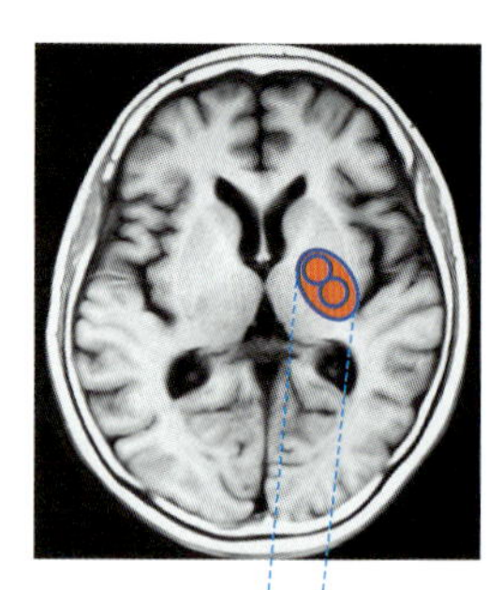

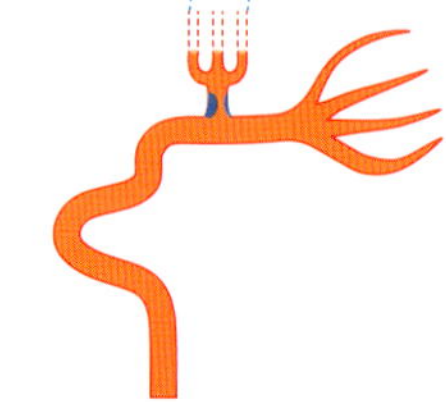

図5 ◉ BAD（テント上）

▶主幹動脈に高度狭窄を伴わずに，橋傍正中枝，レンズ核線条体動脈，前脈絡叢動脈など，比較的大口径の穿通枝起始部のアテロームプラークによって生じた梗塞です。アテローム血栓性脳梗塞の特徴である進行性の経過を示し，穿通枝領域ではありますが，図5のようにラクナ梗塞より広い範囲の梗塞巣となり，錐体路と体性感覚路両方を障害する傾向があります。したがって，テント上では感覚障害を伴う片麻痺，脳幹部では感覚障害はありませんが進行性の片麻痺を呈します（図6）。

▶BADのキーワードは失語，失認，共同偏視など皮質症状のない進行性の片麻痺，もしくは感覚障害を伴う片麻痺です。

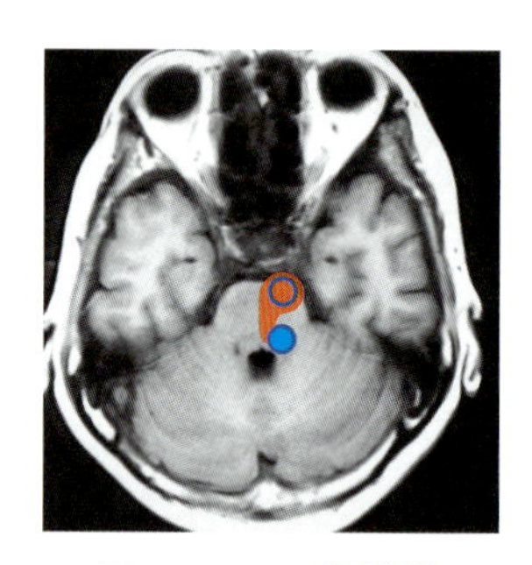

図6 ◉ BAD（脳幹）

4 アテローム血栓性脳梗塞としての頭蓋内血管狭窄

▶中大脳動脈が好発部位で，50%以上が高度狭窄とされ，中大脳動脈領域の神経症状が進行性に増悪するのが特徴です。したがって図7のような領域が梗塞に陥ると片麻痺や半身の感覚障害だけでなく，皮質症状を伴います。心原性脳塞栓症との違いは，皮質症状を伴う片麻痺や感覚障害が進行性に悪化する点です。

▶アテローム血栓性脳梗塞のキーワードは進行性の皮質症状，感覚障害を伴う片麻痺です。

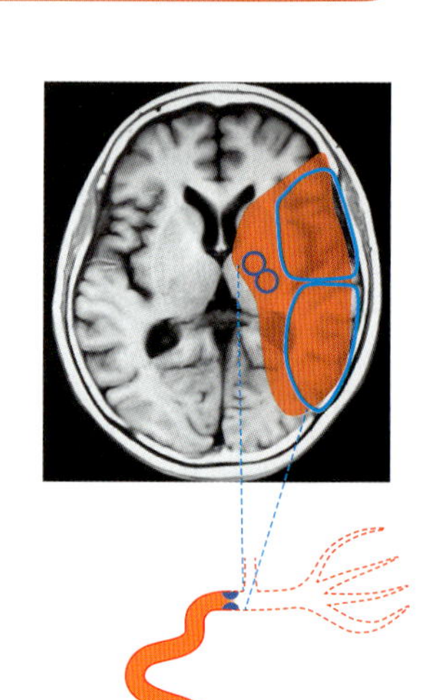

図7 ◉ 頭蓋内血管狭窄

5 心原性脳梗塞

▶心房細動を背景に主幹動脈の閉塞をきたすことが多いため，突発完成型の皮質症状を伴う広範な梗塞像を呈することが多いです（図8）。皮質症状は，図2に示すように自発性低下，失語，病態失認，空間失認，半盲です。また，穿通枝領域に梗塞が及ばない場合は，皮質症状だけの梗塞となることがあります（図9）。

▶心原性脳塞栓症のキーワードは突発完成型の皮質症状のみ，もしくは皮質症状，感覚障害を伴う片麻痺です。

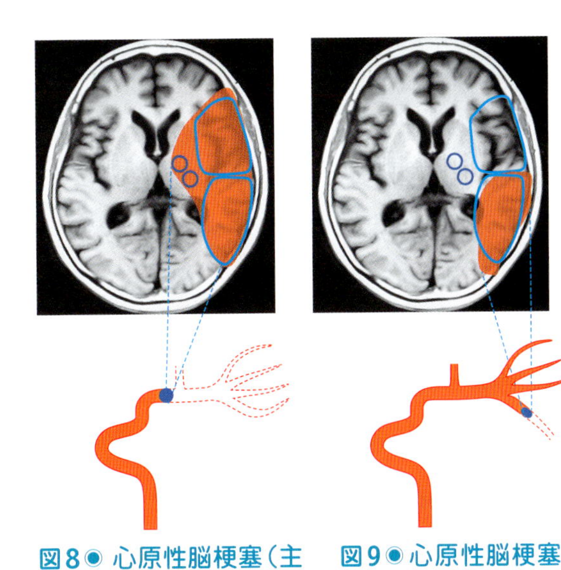

図8◉ 心原性脳梗塞（主幹動脈の閉塞をきたす場合）

図9◉ 心原性脳梗塞（穿通枝領域に梗塞が及ばない場合）

6 内頸動脈病変

▶内頸動脈狭窄により血行力学的な梗塞を起こすと，前大脳動脈領域と中大脳動脈領域の境界である分水嶺に病変を生じます（図10）。頸動脈のアテローム硬化性病変から血栓が塞栓する場合はartery to artery embolismとされ，前大脳動脈や中大脳動脈領域に小梗塞が多発性に認められます（図11）。内頸動脈が完全に閉塞すると前大脳動脈領域，中大脳動脈領域の両方が閉塞する場合が多いため，右半球なら病態失認や半側空間無視だけでなく，広範な領域が障害されるために（図12），自発性の低下や意識障害が起こります。左半球では，失語と同時に片麻痺といった広範な領域の梗塞がやはり起こります。

▶内頸動脈病変は，病歴や診察だけではたどりつけないことが多く，画像診断が必要です。

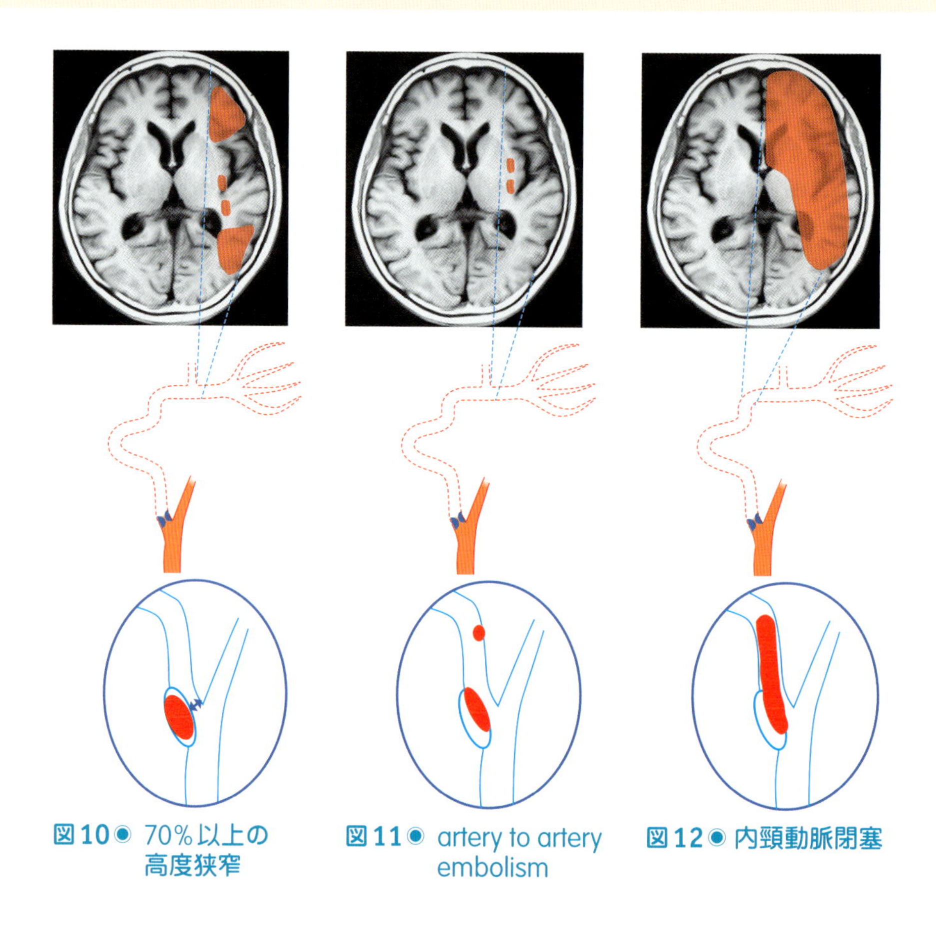

図10● 70%以上の高度狭窄

図11● artery to artery embolism

図12● 内頸動脈閉塞

7 演　習

▶ここからは演習です。問にある症状から病変部位を想定し，脳梗塞の解剖学的診断と病型診断をしていきましょう。

問 1 非進行性の顔面を含む純粋運動性右片麻痺

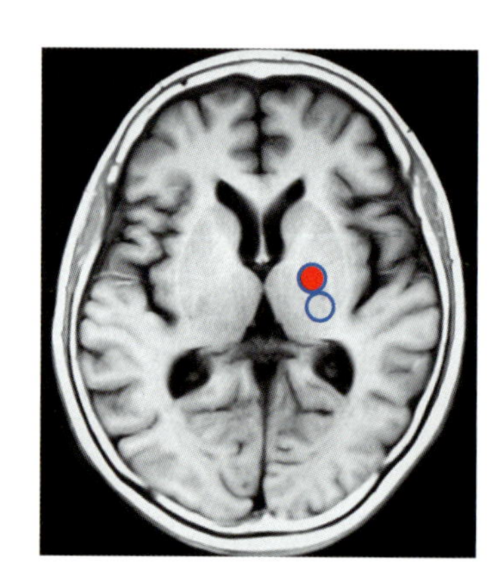

答え ラクナ梗塞

問 2 非進行性の顔面を含む右半身の純粋感覚障害

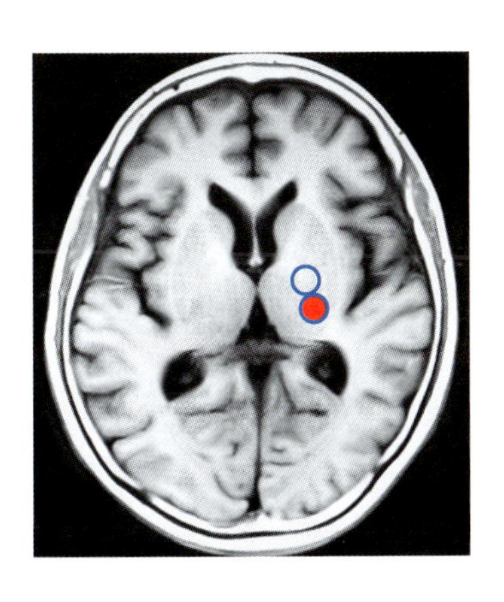

答え ラクナ梗塞

問 3 進行性の顔面を含む右半身の感覚障害のある片麻痺

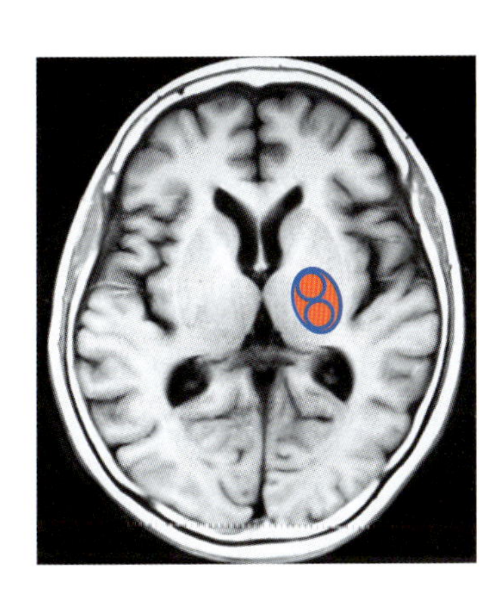

答え BAD

問 4 突然完成型の運動性失語のみ単独

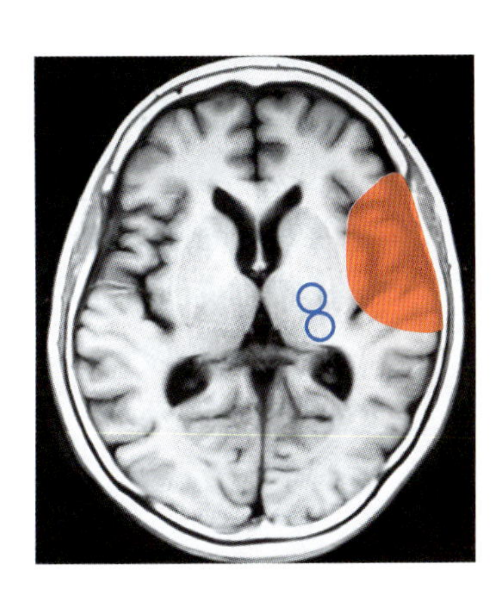

答え 心原性脳梗塞

問 5 突然完成型の全失語と右片麻痺

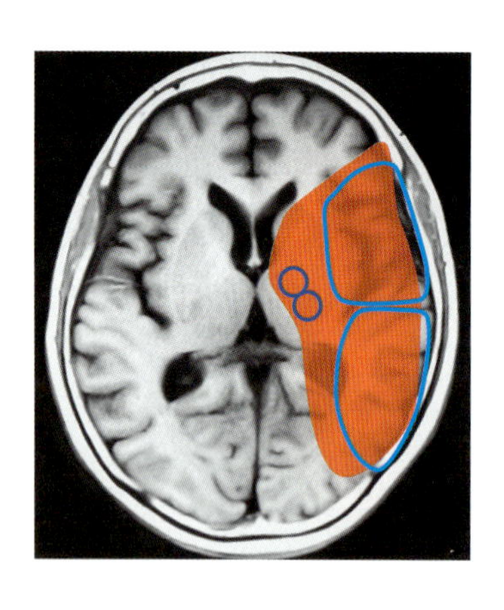

答え 心原性脳梗塞

問 6 進行性の共同偏視と全失語を伴う右片麻痺

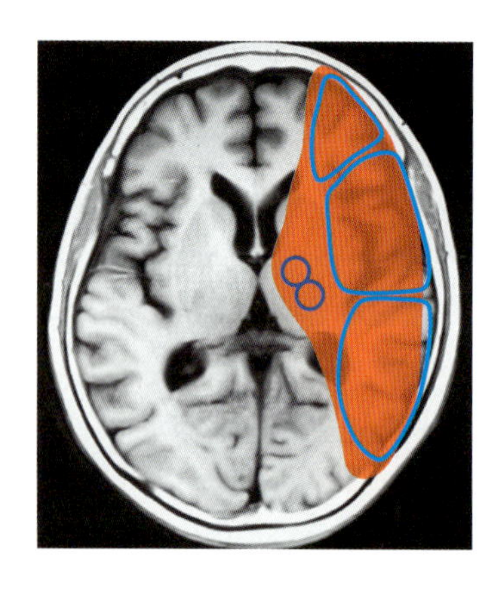

答え アテローム血栓性脳梗塞

問 7 突然完成型の半側空間無視のみ単独

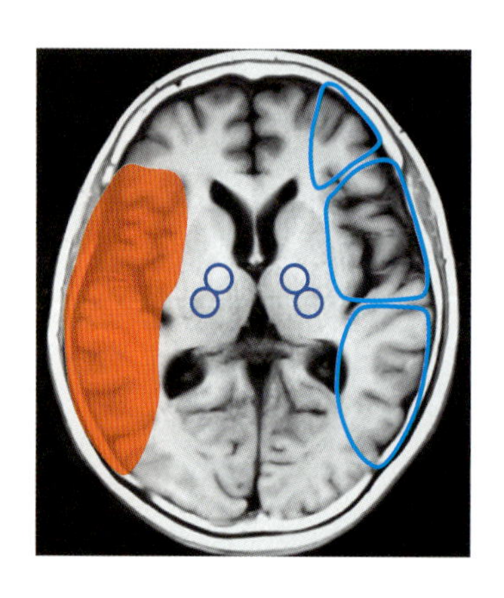

答え 心原性脳梗塞

問 8 進行性の共同偏視と病態失認を伴う左片麻痺

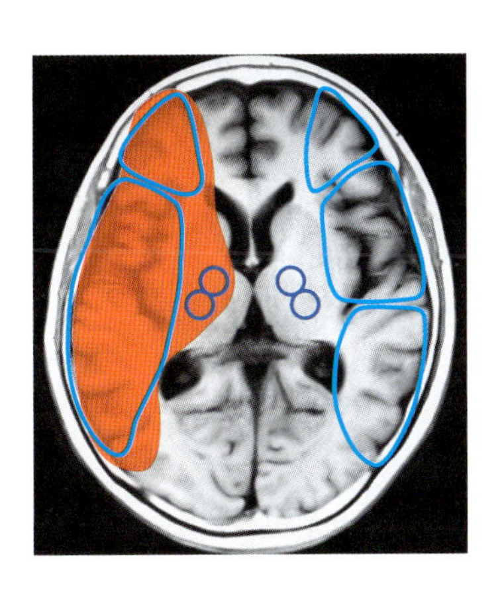

答え アテローム血栓性脳梗塞

問 9 突然完成型の左半盲

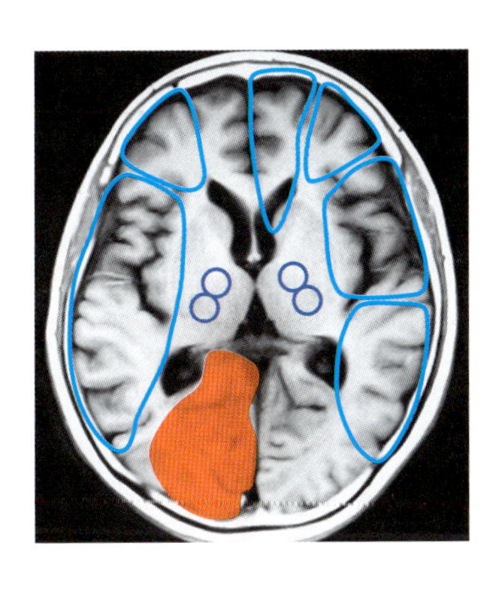

答え 心原性脳梗塞

問 10 進行性の顔面を含まない純粋運動性片麻痺

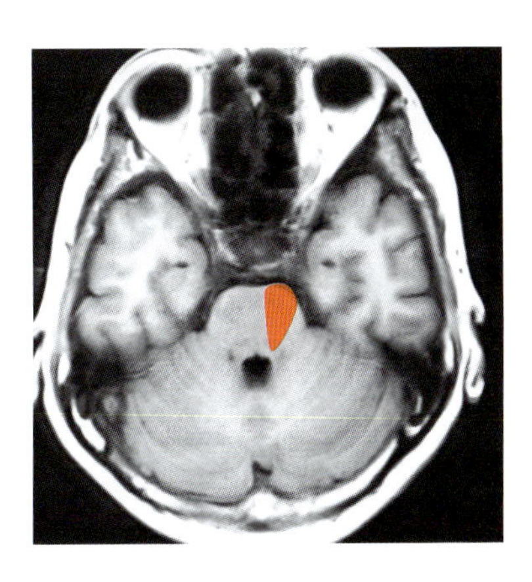

答え 脳幹部のBAD

索引

キーワード（考えられる神経徴候）

索引

原因となる主な疾患

欧文

和文

索引

その他

欧文

和文

著者紹介

塩尻俊明（しおじりとしあき）

〈略 歴〉

1989年	奈良県立医科大学卒業	
	武蔵野赤十字病院，NTT東日本病院，大学病院で研修	
1997年	総合病院国保旭中央病院	内科主任医員
1999年	総合病院国保旭中央病院	内科医長
2007年	総合病院国保旭中央病院	教育研修部長
	同	総合内科医長
2010年	総合病院国保旭中央病院	院長補佐
	同	臨床教育センター長
	同	総合診療内科部長
2016年	総合病院国保旭中央病院	副院長

シーン別 神経診察 こんなときに診る・使う

定価（本体5,400円＋税）

2014年 7月15日 第1版
2016年 9月15日 第2版
2019年 12月12日 第3版

著 者 塩尻俊明

発行者 梅澤俊彦

発行所 日本医事新報社 www.jmedj.co.jp
〒101−8718 東京都千代田区神田駿河台2−9
電話（販売）03−3292−1555 （編集）03−3292−1557
振替口座 00100−3−25171

印 刷 日経印刷株式会社

イラスト／マカベアキオ

ISBN978−4−7849−5493−3 C3047 ¥5400E

電子版のご利用方法

巻末の袋とじに記載されたシリアルナンバーで，本書の電子版を利用することができます。

手順①：日本医事新報社Webサイトにて会員登録（無料）をお願い致します。
（既に会員登録をしている方は手順②へ）

日本医事新報社Webサイトの「Web医事新報かんたん登録ガイド」でより詳細な手順をご覧頂けます。
www.jmedj.co.jp/files/news/20180702_guide.pdf

手順②：登録後「マイページ」に移動してください。
www.jmedj.co.jp/mypage/

「マイページ」

マイページ中段の「電子コンテンツ」より
電子版を利用したい書籍を選び，
右にある「SN登録・確認」ボタン（赤いボタン）をクリック

- 電子コンテンツ

SN登録・確認　このボタンを押すと「会員情報変更」ページの「電子コンテンツ」欄が表示されます。お手元のシリアルナンバーを登録することで，該当する電子書籍，電子コンテンツが閲覧できます。

閲覧　各コンテンツタイトルのトップページが表示されます。

コンテンツ		
私の治療［2017-18年度版］	閲覧する	
私の治療［2019-20年度版］	閲覧する	
明日から使える排尿障害診療ガイド	閲覧する	SN登録・確認
胃管の挿入と管理のコツ～Dr.畑の臨床メモ	閲覧する	SN登録・確認
医師のためのアンガーマネジメント	閲覧する	SN登録・確認
医師のための節税読本	閲覧する	SN登録・確認

表示された「電子コンテンツ」欄の該当する書名の
右枠にシリアルナンバーを入力

入力

- 電子コンテンツ

コンテンツ	シリアルナンバー
私の治療［2017-18年度版］	
明日から使える排尿障害診療ガイド	
胃管の挿入と管理のコツ～Dr.畑の臨床メモ	
医師のためのアンガーマネジメント	
医師のための節税読本	
インフルエンザ診療ガイド2018-19	

下部の「確認画面へ」をクリック

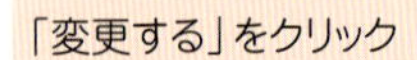

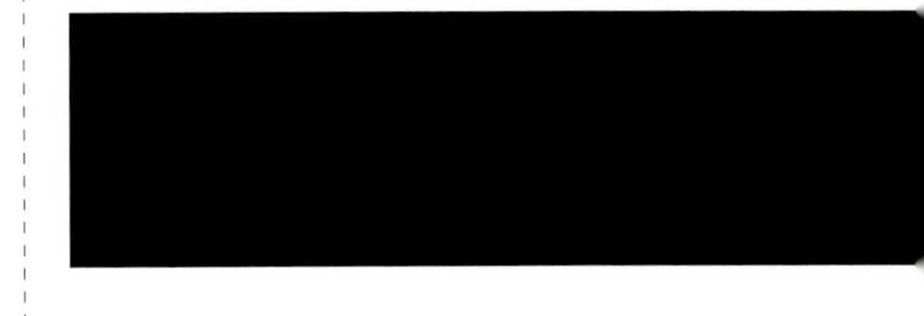

ご不明の点がありましたら，商品名を明記の上，
下記までメールでお問い合わせください。
（電話でのお問い合わせは受け付けておりません）
（株）日本医事新報社
サポート専用アドレス　support@jmedj.co.jp

- 直接契約会員（日本医事新報社と前金制定期購読をご契約中で，雑誌送付宛名ラベルに会員番号が記載されている方）

郵便番号（半角数字） 必須	-
法人名・病院名	
契約者名	姓　名
会員番号（半角数字） 必須	- -

会員登録

- 書店契約会員（書店様と直接，前金制定期購読をご契約中で，雑誌送付宛名ラベルに会員番号が記載されている方）

郵便番号（半角数字） 必須	-
法人名・病院名	
契約者名	姓　名
会員番号（半角数字） 必須	-

会員登録

- 新規のご登録はこちら（定期購読していない方）

会員登録 ◀ 新規の方はこちらをクリック

❻ 会員情報入力の画面が開きますので，（1）必要事項を入力し（2）「（サイト利用規約に）同意する」にチェックを入れ，（3）「確認画面へ」をクリックしてください。

❼ 会員情報確認の画面で入力した情報に誤りがないかご確認の上，「登録する」をクリックしてください。